U0038068

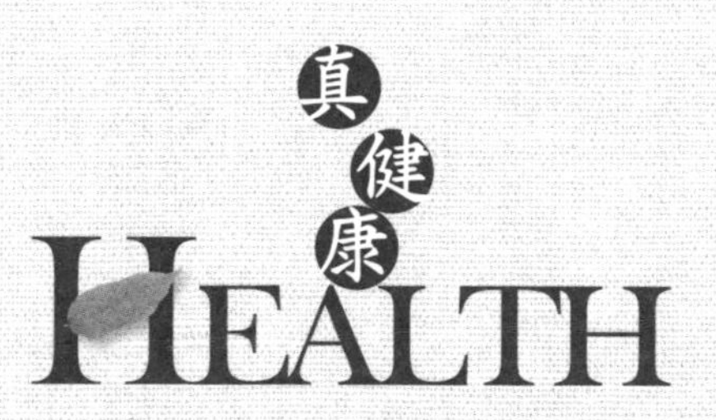
真
健
康
HEALTH

跟著楊晨醫師這樣做，養出長得高、不過敏的孩子

臺北醫學大學附設醫院
小兒遺傳科主任
楊晨醫師——著

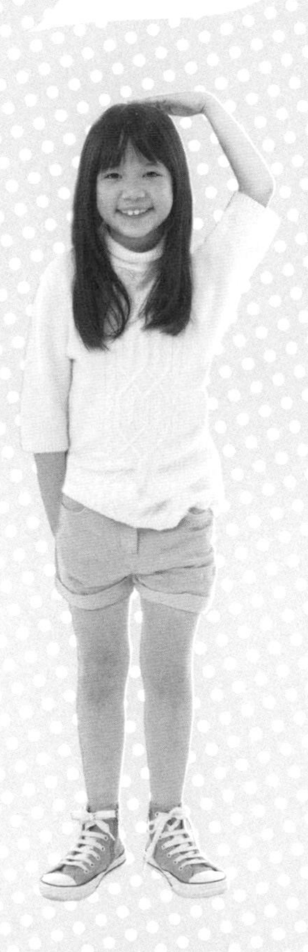

目錄

替孩子的成長打底

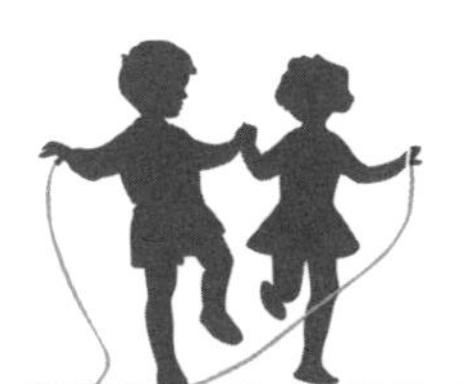

PART 2

孩子的成長發育，別怕輸在起跑點

PART 3

你家小孩性早熟嗎？

PART 4

過敏，是孩子的成長絆腳石

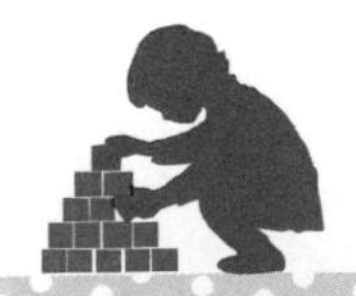

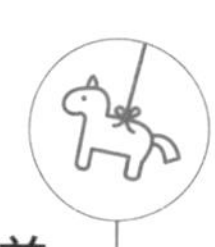

前言

了解孩子的真正問題，才能找出解決的方法

臺灣的法規要求十八歲以下的孩子生病應該看小兒科，而生長發育、長不高、長太快或長太胖等問題，都是屬於小兒遺傳新陳代謝及內分泌專科的範疇。在醫學的領域裡，小兒遺傳及內分泌科不像其他專科那麼熱門，但是遺傳醫學這門專科卻足以影響孩子的一生。想要高人一等，除了遺傳基因之外，營養補充、生活習慣、體質及環境等因素都和身高息息相關。由於我從小就特別熱愛生物學，而且喜歡追根究柢，主攻兒童遺傳醫學可說是如魚得水，在診間也獲得非常多啟發和樂趣。

隨著醫學和科學的進步、人類環境衛生的改善，兒童的感染疾病及併發症越來越少，所謂的「文明病」卻越來越多，在兒科門診所碰到的兒童往往是肥胖、過瘦、吃不胖、身材矮小……但以上這些狀況都只是表面的現象而已，大部分的家長和專業人員，包括老師、校護、兒科醫師在評估兒童的成長發育情況時，往往都只依照綜合評估表、平均數據及表格來衡量是否達到平均標準。但那只是一個平均值，我們每一個人都是獨一無二的個體，擁有自己的成長軌道，不能完全跟別人比較，而是必須跟自己比較。

因此要發現兒童的成長問題，必須經歷一小段規律且不間斷的追蹤，唯有這樣才可以提早發現真正問題所在，而不至於錯過黃金治療時期。成長一生只有一次，且非常特定的時期，但我們最容易忽略的也就是這個階段，因為大部分的家長以及老一輩的父母都普遍認為：不用管小孩，時間到了，他們自然就會長大！而且現在的孩子營養那麼好，哪會長不大？小時候胖不是胖，所以沒有關係。但是今天我要跟各位分享的一個重要觀念就是「小時候矮不是矮」、「小時候高不是高」，但是「小時候胖就是胖」。

我常告訴這些擔心孩子無法長高的爸爸媽媽們，一定要知道孩子的問題出在哪裡，才能找出改善或解決的方式。

很多爸媽認為，長不高只要讓孩子打生長激素就可以解決。身為專科醫師的我，認為自己有責任幫助家長們釐清正確觀念，尤其是前幾年塑化劑事件及食安事件的影響，讓我更覺得應該教導這些愛孩子的父母親們，避免因吃下不確定性的食物而受害，進一步從這些認知當中，確立更好的觀念。

成長發育如同蓋房子一樣，著重基礎的穩固及良好建材。地基打得穩，才能一層層地往上蓋成高樓大廈。同樣的原理，替孩子打下良好的基礎，將來他們的骨骼發展在同輩之中才能優人一等。

每當爸爸媽媽們帶著小朋友來看診，我都會經由詳細的問診及檢查，一步一步地抽絲剝繭、找出問題，這樣才知道是什麼原因讓成長的工程延宕了。對於成長遲緩的小孩來說，想要趕上發育標準的進度並非一蹴可幾。除了尋求醫師的治療之外，也要改變生活習慣，兩者相輔相成才可以達成。通常經過一段時間的治療，我跟孩子和爸媽們就像老朋友般熟悉；而看到孩子們的身高能夠迎頭趕上，也是讓我感到最開心、最有成就感的時候。

我非常了解父母們望子成龍、望女成鳳的心情，除了先天遺傳的基因決定這些因素之外，在後天調養上，我更希望能幫助他們掌握到最好的分數。其實想要長高、長壯沒有特殊的偏方或秘訣，那就是讓孩子養成晚上九點前上床睡覺的習慣、攝取均衡正確的營養及適當的運動，並且注意不讓孩子吃甜食、喝甜的飲料，以上三點，缺一不可！聽起來好像是老生常談，但是真的要做到，需要持之以恆的決心。在我的病例中，幾乎都是圍繞這些問題。

許多意識到這個問題的父母們，總希望能在孩子成長發育的路上助他們一臂之力，即使花費再多心力與時間也在所不惜。父母親們如果發現孩子的成長有問題，不是先去購買昂貴的營養品或補品，而是應該先尋求專科諮詢找出問題，幫助他們找出改善的方法。因此，我希望能將自己多年來的臨床經驗跟大家分享，讓孩子輕鬆超越自己原來該有的理想身高。

PART 1

替孩子的成長打底

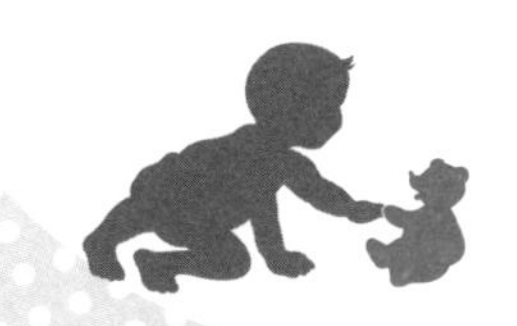

生長發育是指從受精卵開始到成人的成熟過程，所以在決定懷孕前就要開始注意。隨著環境的變遷，高齡懷孕已經成為現代社會的趨勢，此外，也有許多不易自然懷孕的夫妻，必須藉由人工受孕或試管嬰兒的幫助，才能順利懷上寶寶。不管如何，所有的父母都希望自己的孩子生下來之後，能夠健健康康地長大。想擁有頭好壯壯的下一代，在懷孕前就要做好準備，才能孕育健康的新生命。

從醫學的統計來看，只要生產年齡超過三十五歲就算是高齡產婦。高齡產婦除了懷孕及生產的風險較高，胎兒出生後生長遲緩的機率也較高，因此不管是媽媽或寶寶，都必須承擔較多的風險。由於高齡婦女懷孕時，併發妊娠糖尿病或高血壓的可能性相對比較高，這些狀況很有可能導致胎兒過小或過大，而過小的胎兒又有四分之一的機率將來可能無法達到正常身高。

此外，近年來利用人工受孕的人數逐漸增加，造就了雙胞胎或多胞胎愈來愈多的現象。同一個母體如果需要供應多個胚胎發育，可能無法提供每一個胎兒充足的養分，營養不足的情況也會隨之增加。若寶寶足月（三十七週到四十週）出生低於兩千五百公克，家長們就需要特別留意孩子將來是否有成長遲緩的問題。對寶寶的成長發育而言，母親從懷孕到生產前後的每個過程都可說是環環相扣，每一個階段都很重要，絕對不可忽視。

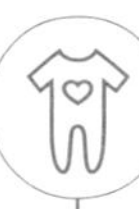

從孕前健檢開始，為寶寶的健康把關

孕前健檢是守護寶寶健康的第一道防線，計畫懷孕前，準爸爸、準媽媽就要進行相關的檢查，尤其是四等親內曾出現不正常的小孩的準父母，更要確實接受完整的遺傳諮詢門診及檢查。通常我會建議準爸媽們在計畫懷孕前六個月就要開始進行健檢，除了能避免生下有問題的寶寶之外，還能預先發現潛在的問題，降低寶寶出生之後以及將來發生問題的機率。

孕前健檢包括了遺傳性、傳染性及精神性疾病的評估檢查。女性檢查的項目為地中海貧血、德國麻疹抗體篩檢、血液常規檢查、梅毒篩檢、愛滋病篩檢、甲狀腺激素和紅斑性狼瘡等。男性則為尿液檢查、血液常規檢查、梅毒篩檢、愛滋病篩檢和精液分析。

地中海貧血：

地中海貧血又稱為海洋性貧血，是一種染色體隱性遺傳的血液疾病，在臺灣，客家族群罹患此症的比例較高。地中海貧血有α、β兩型，如果夫妻皆為同一型基因帶原者，寶寶得到地中海貧血的機率會比較高（四分之一），將來孩子可能需要終身輸血才能存活。通常只有在女方被驗出有地中海貧血的狀況下，醫院才會通知男方也來抽血檢查，看是否為同一型，否則並不會特別要求雙方皆接受檢驗。

德國麻疹抗體篩檢：

一般人感染德國麻疹對健康來說並沒有太大的影響，但若是懷孕時期感染德國麻疹，可能會導致胎兒異常，有時甚至會胎死腹中。

因此沒有德國麻疹抗體的女性，務必在懷孕前接受疫苗注射，而且接種三個月後才能懷孕。

血液常規檢查：

此項檢查可以得知女性有無貧血、凝血功能是否異常、是否患有血液遺傳疾病等問題。

梅毒篩檢：

梅毒患者初期幾乎不會有症狀，必須靠驗血才能得知是否感染。梅毒會影響胎兒的發育，也可能導致流產；如果母體的梅毒沒有治癒，還會傳染給胎兒。不過當檢測發現異常時，只要配合醫囑治療，等到完全治癒後，還是可以安心懷孕。

愛滋病篩檢：

愛滋病會讓人體的免疫系統被破壞，進而失去對抗疾病的能力。由於愛滋病會經由懷孕、分娩等過程垂直感染給寶寶，懷孕前確實篩檢，才能避免生下愛滋寶寶。

甲狀腺激素：

準媽媽如果懷孕時甲狀腺機能亢進，會產生許多併發症，例如流產、早產以及胎兒生長遲緩等現象。因此，有甲狀腺機能亢進的女性，最好將症狀控制正常後再來準備懷孕。

紅斑性狼瘡：

紅斑性狼瘡是一種自體免疫疾病，會侵犯全身的器官。有此病症的女性，懷孕時較易有高血壓、水腫、早期破水及胎盤血流供應不足等問題。紅斑性狼瘡的患者，自然流產的發生率達百分之二十以上，同時也有胎兒生長遲緩、早產及胎死腹中等危險。有紅斑性狼瘡的準媽媽，也極有可能因懷孕導致病情加重，因此必須格外小心。

精液檢查：

精蟲活動力不良、精蟲數量太少及精液量不足等問題，都可能導致受孕困難。婚前做精液檢查及分析，可以進一步得知問題出在哪裡。一般人較少主動做這項檢查，但如果夫妻有正常性生活，婚後兩年內卻沒有懷孕，建議先做女方的評估，檢查輸卵管有沒有問題，之後再做精液分析，看看是否有精蟲數目不足或活動力不夠等問題。

尿液檢查：

一般例行性的檢查，包括是否有尿道感染、腎臟方面疾病、糖尿病或性病等。

定期超音波產檢　確定寶寶狀況

受孕成功之後，寶寶就會在媽咪的子宮裡慢慢地成長。當懷孕超過七週左右，寶寶已經開始有了心跳，此時準媽媽就會拿到「媽媽手冊」，只要按照手冊上的時程，進行血液、尿液、超音波及B型肝炎抗原等檢查即可。

當胎兒在媽媽的肚子裡一天天長大，做父母的一定都很關心寶寶成長的狀況，如果發育稍微慢一些、體重稍微輕一些，就會擔心不已。產前檢查是藉由超音波儀器來測量寶寶頭圍及大腿骨的大小，並且用來預估重量。此外，每次產檢也會檢測寶寶的重要器官是否發育正常。若發現重大缺失，例如心房出現破洞、少一顆腎等問題，就會請準媽媽會診遺傳科醫師，進行遺傳諮詢。

自費優生保健產檢

現代人晚婚、晚生育的現象很普遍，加上醫學發達，除了常規檢查之外，也可以自費進行優生保健產檢來了解寶寶是否正常。通常三十五歲以上的女性卵子品質會比年輕時差一些，出現染色體異常的機率也會比較高。這些檢查可以及早發現胎兒是否有異常情況，幫助準爸爸、準媽媽們做出更好的判斷。

唐氏症篩檢：

懷孕十一至十三週期間，可用抽血合併超音波的方式，檢測胎兒頸部透明帶厚度是否超過標準值，以判定寶寶是否有唐氏症的問題。如果檢查結果異常，必要時可以再進行羊膜穿刺，了解是否有染色體異常的問題。

羊膜穿刺：

懷孕滿十六週之後，準媽媽肚子裡的羊水比較多了，此時就可以考慮進行羊膜穿刺檢查。檢查時，醫師會在超音波的引導下，將一根細長的針穿過準媽媽的肚皮及子宮壁，進入羊水腔，抽取羊水。藉由羊水細胞可以檢測分析寶寶的染色體組成，提早發現有無異常及唐氏症等問題。羊膜穿刺是侵入式的檢查，並非所有人都能接受，不過由於其準確度高達百分之九十九‧九，建議三十五歲以上的高齡孕婦還是可以考慮進行檢查。

最新非侵入性產前染色體篩檢：

羊膜穿刺準確度雖高，但很多準爸媽們對於侵入性的檢查還是有所顧慮。如果想準確篩檢出唐氏症寶寶，還可以利用目前最新的胎兒染色體篩檢技術——「非侵入性產前染色體檢測」（Non-Invasive Prenatal Testing，簡稱NIPT），方法是直接抽孕婦的血進行檢測，就可以準確篩檢出唐氏症（Down's syndrome）、愛德華氏症（Edwards syndrome）、巴陶氏症（Patau syndorme）、透納氏症（Turner syndrome）和克氏症候群（Klinefelter's Syndrome）等。

高層次超音波：

很多想早一步得知寶寶發育狀況的爸媽，會在懷孕二十至二十四週期間，進行「高層次超音波」的檢查。藉由高層次超音波精密的檢測，可以知道寶寶器官的發育是否健全或有無畸形問題，例如心臟的血流是否正常，有沒有破洞等。若寶寶不幸地有較嚴重的問題，也能在安全的時間內進行合宜的處理。

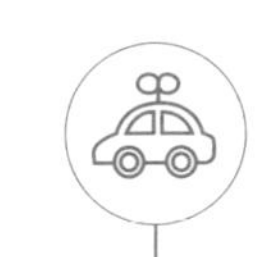

一人吃兩人補？懷孕時如何吃最健康

好不容易終於懷孕了！這時準爸媽們當然滿心期盼能生個聰明又健康的寶寶。為了讓肚裡的小寶貝能得到最好的營養，準媽媽可能會開始大補特補。懷孕中的婦女當然需要比平時更多一點的營養，但如果沒有搞清楚寶寶需要的是什麼，毫無章法地亂補一通，不但會讓準媽媽的體重直線上升，也可能對寶貝的健康造成不利的影響。

胎兒發育不良，有可能是基因異常或突變等問題，也有可能是媽媽胎盤供給不好或營養不足等問題所造成的。基因及母體胎盤的問題無法改變，唯一能掌控的是提供給寶寶的營養，因此媽媽們懷孕時的營養一定要特別注意，而孕期的營養也有基本的攝取原則可遵循。

蛋白質是寶寶建構身體組織的原料

懷孕初期很多準媽媽會因孕吐、反胃而食欲變得較差。當胃口不佳時，不用強迫自己一定要勉強多進食，但一定要攝取足夠的蛋白質。蛋白質是建構身體組織的原料，對寶寶而言很重要，因此攝取量要比孕前稍微增多一些，才能提供胎兒足夠的養分。

蛋白質：（一份蛋白質為七公克，以下食物約含一份蛋白質）

- 牛奶或豆漿一杯（兩百四十毫升）
- 雞腿三分之二隻
- 雞蛋一個
- 小方豆乾一．五塊
- 毛豆四分之一碗

● 豆包一塊
● 傳統豆腐二分之一塊
● 盒裝豆腐二分之一盒

懷孕前三個月開始吃葉酸

準備懷孕的婦女們，前三個月就要開始吃葉酸。葉酸是體內一種不可或缺的維他命，是參與細胞合成的重要物質，並且有助於胎兒的神經管發育。此外，葉酸更是腦部及脊椎發育的重要成分，因此對胎兒的成長及健康扮

懷孕前、後的每日營養素比較

	孕前	孕後
熱量	2200 大卡	2500 大卡
蛋白質	50 公克	60 公克
鈣	800 毫克	1000 毫克
鐵	15 毫克	30 毫克
葉酸	180 微克	400 至 600 微克
鋅	12 毫克	15 毫克
磷	800 毫克	1000 毫克
維他命D	5 微克	10 微克

演非常重要的角色。

除了胎兒的發育之外，葉酸對準媽媽本身也是非常重要。懷孕期間若缺乏葉酸，可能會出現貧血、倦怠、臉色蒼白、暈眩、情緒低落等症狀，嚴重者還會導致胎盤自動剝落、自發性流產、早產、生產困難、嬰兒容易夭折、罹患神經管缺陷、嬰兒體重過輕等狀況。因此，不管是為了寶寶或準媽媽著想，懷孕前後一定要攝取足夠的葉酸。

根據衛福部公布的「孕哺期膳食營養素參考攝取量」，建議正值生育年齡的女性每天可補充四百微克的葉酸，懷孕期間可以增加至六百微克。除了準媽媽之外，準爸爸也應該多吃含有葉酸的食物，才能維持受精卵的品質。深綠色蔬菜、豆類、水果都含有豐富的葉酸，準媽媽們只要一天吃三碗綠色蔬菜，攝取量就算足夠。

葉酸類含量豐富的食物：

蔬菜類：萵苣、菠菜、芥藍菜、蘆筍、龍鬚菜、花椰菜、油菜、小白菜、扁豆

水果類：橘子、草莓、櫻桃、香蕉、檸檬、桃子、李子、石榴、葡萄、梨

豆類：黃豆、豆製品

堅果類：核桃、腰果、栗子、杏仁、松子

穀物類：大麥、小麥胚芽、糙米

孕期比平時多攝取三分之一的鈣

俗話說：「生一個小孩，掉一顆牙。」從這句話中我們可以充分理解，鈣對孕婦及胎兒的重要性。由於寶寶成長發育需要足夠的鈣

質，懷孕時需比平時多攝取三分之一的鈣。牛奶是鈣質的最佳來源，一杯兩百四十毫升的牛奶，大約含有兩百四十毫克的鈣。準媽媽有時會因孕吐而讓胃口變差，如果擔心因飲食不足而無法攝取到足夠的鈣，建議一天可以喝三杯牛奶，再加上適時地曬太陽，體內就有足夠的維生素D，能夠提升鈣質的吸收率。除了多選擇鈣質含量較高的食材之外，烹調時也可以添加含維生素C的調味

高鈣食物

牛奶 1 杯（240 毫升）	含 240 毫克
小魚乾 10 公克	含 221 毫克
小方豆乾 1 塊	含 175 毫克
芥藍、皇宮菜、莧菜 1 碟	含 150 毫克
起司 1 片（20 公克）	含 120 毫克
黑芝麻 1 湯匙	含 145 毫克
豆漿 1 杯（240 毫升）	含 26.4 毫克

料，例如檸檬汁或番茄醬等，並且多攝取含維生素D的食物，例如蛋、魚油、奶油、牛奶等，體內就不容易缺鈣了。

鈣片如何選擇？

直接從飲食中攝取足量的鈣是最好的做法，若真的無法做到，可以考慮服用鈣片來補鈣。市售的鈣片依成分不同，可分為碳酸鈣、磷酸鈣、乳酸鈣及檸檬酸鈣等，要知道吃哪一種鈣片效率最好，可以從鈣離子的含量及吸收率來判斷。若以鈣離子的含量來看，碳酸鈣為百分四十、磷酸鈣百分之三十九、檸檬酸鈣百分之二十一、乳酸鈣百分之十三、葡萄糖酸鈣百分之八；若從吸收率最好的順序來看，檸檬酸鈣為百分之三十五、乳酸鈣為百分之二十九、碳酸鈣為百分之二十七、葡萄糖酸鈣為百分之二十七，而磷酸鈣則為百分之二十五。

因此，購買鈣片前先看清楚成分，再算一下鈣含量及吸收率，就知道哪一種較好。例如同樣標示劑量為一千毫克的鈣片，碳酸鈣的離子含量為百分之四十，因此含有四百毫克的鈣離子；而檸檬酸鈣的鈣離子含量為百分之二十一，因此只含有兩百一十毫克的鈣離子。再比較一下鈣片的吸收率，就知道買哪一種較划算了。

孕期需加倍攝取鐵質

鐵質是紅血球中血紅素的主要成分，具有運送氧氣到各組織細胞的

鈣含量及吸收率

	鈣離子含量（%）	吸收率（%）
碳酸鈣	40	27
磷酸鈣	39	25
檸檬酸鈣	21	35
乳酸鈣	13	29
葡萄糖酸鈣	9	27

功能。因此，鐵質足夠的話，紅血球會比較大，就能攜帶較多的氧氣，胎兒及胎盤也會長得比較好。此外，缺鐵的媽媽也會因氧氣不足，造成身體疲累、白血球數目少、小朋友早產或體重太輕等後遺症。懷孕時應比平時多攝取一倍的鐵質，例如：牛肉、豬肉等紅肉是含有豐富鐵質的食材，若是吃素的準媽媽們，建議可以從紫菜、紅莧菜等蔬菜類來攝取，並且在餐後多補充含維生素C的水果，以提升鐵質的吸收。

必要時補充綜合維他命

通常我會建議準媽媽們，最好能從天然食材裡攝取各類營養素。不過現代人多為外食族，三餐未必能夠攝取均衡的營養，如果真的無法攝取到足夠的營養素，建議可以補充綜合維他命來增強體質，減少孕期疾病的發生。

避免食用保健食品

現代女性愛美，通常會吃保健食品來保養肌膚及減重。不過我們很難了解保健食品裡面添加了哪些成分，哪些會影響身體健康。當我們身體狀況正常時，可以將部分有害物質自然代謝出體外，但是在懷孕時，這些食品及功能就可能對胎兒造成影響。因此，建議婦女們懷孕時最好停吃不必要的保健食品，才能避免傷害寶寶的健康。

鐵質

牛肉 1 兩（半個手掌大）	含 1.1 ～ 1.4 毫克
豬肉 1 兩（半個手掌大）	含 0.3 ～ 0.4 毫克
黑芝麻 1 湯匙	含 3.9 毫克
紅莧菜半碗	含 12 毫克
皇帝豆半碗	含 9.2 毫克
甜豌豆半碗	含 8.5 毫克
紅鳳菜半碗	含 4.1 毫克
花豆半碗	含 2.7 毫克
紅豆 1 湯匙	含 1.0 毫克
糙米半碗	含 1.0 毫克
黑糯米半碗	含 1.0 毫克
紫菜 1 公克	含 0.9 毫克（一碗紫菜湯約 5 公克）

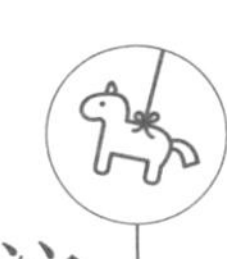

注意寶寶的頭圍、身高、體重三大參數

經過十個月的漫長等待，寶寶終於呱呱墜地了！準媽咪們也在滿心喜悅之下，展開育兒大戰。當寶寶出生後，媽咪們都會領到一本《兒童健康手冊》，也就是俗稱的「寶寶手冊」，裡面記載許多育兒資訊及寶寶出生後的狀況紀錄。翻開寶寶手冊，我們首先會看到「寶寶出生狀況記錄表」，除了寶寶出生的時間之外，還記載了體重、身長及頭圍等三個重要參數。爸媽們可要詳細研究一下，因為裡面藏有新生兒是否健康的訊息。

家長們可以對照寶寶手冊後面的生長曲線圖，將體重、身長及頭圍的數值換算成百分位，就可以得知寶寶在媽媽肚子裡成長的情況。如果寶寶的體重、身長及頭圍三個參數都偏小，稱為「對稱性發展遲緩」，表示胎兒整體發育皆不好。此時須特別注意，因為很有可能是先天染色體異常或胎兒先天性感染（如弓漿蟲感染）的問題。如果頭圍、身高正常，只有體重發育較差，稱為「非對稱性發展遲緩」，此時不用過度擔心，因為很可能是胎兒本身正常，但媽媽營養不好或子宮不良造成的。母親懷孕年齡較大、體重較輕、多胞胎等情況，都有可能造成胎兒非對稱性發展遲緩。在臺灣，大部分的爸爸媽媽都很關心胎兒的體重，卻忽略了頭圍及身長其實更為重要。

約四分之一的SGA胎兒，出生後無法到達正常發育

胎兒發育及體重小於妊娠週數所該有的正常值，被稱為「small for gestational age（SGA）」。例如正常足月三十七週的胎兒應該

有兩千五百公克以上，但ＳＧＡ胎兒卻小於兩千五百公克。而大於妊娠週數所該有的正常值，則是「large for gestational age（ＬＧＡ）。根據醫學資料顯示，ＳＧＡ的胎兒約占出生嬰兒百分之三到百分之十，常併有週產期窒息、低體溫、低血糖、低血鈣、紅血球增多症、血小板低下和先天性畸形等臨床問題，同時也易有長期生長不良、神經系統障礙及較高的胎兒及嬰兒死亡率。

ＳＧＡ的寶寶出生後，約有四分之一發育無法跟上其他孩子。不過ＳＧＡ的小朋友們有一項特權，兩歲前身高及體重可以偏小一些，家長在這個時期也無需太過操心他們的身高、體重等問題，只要持續到醫院追蹤即可。但兩歲過後，就必須到達正常成長範圍。

至於ＬＧＡ，也就是比妊娠年齡該有的正常值大的胎兒，也會有很多併發症。例如因為血液較為濃稠、紅血球數目較多，導致出生後餵食困難，同時也易有黃疸、低血糖等情況。此外，ＬＧＡ的小朋友也可能因肺部不成熟，造成呼吸窘迫症。體型太大的寶寶，出生時容易被擠壓到肩部，造成鎖骨骨折，甚至是臂叢神經受傷，需經由復健才能恢復正常。

ＬＧＡ分為三個等級，第一等級為四千至四千四百九十九公克，第二等級為四千五百至四千九百九十九公克，第三等級則是大於五千公克。只要是大於四千公克的胎兒，醫學上都稱為「巨嬰」。由此可知，寶寶不是愈大愈好，適當的營養攝取才能讓寶寶發育正常。

ＰＩ值有助判別寶寶是否正常

若寶寶屬於ＳＧＡ，也就是胎兒小於妊娠年齡的族群時，家長們一定想進一步確認孩子是屬於對稱性發展遲緩，還是非對稱性發展遲緩。當寶寶出生體重低於同樣妊娠週數年齡的第十個百分位，可以利用以下公式計算的結果來與圖表中的正常值對照。足月寶寶ＰＩ的正常值介於二・三到二・八五之間，若ＰＩ值小於第十百分位者稱為「非對稱性生長遲緩」，位於十到九十百分位之間，稱為「對稱性生長遲緩」。

Ponderal index（PI）＝體重（g）÷身長（cm）^{3}

Ponderal index

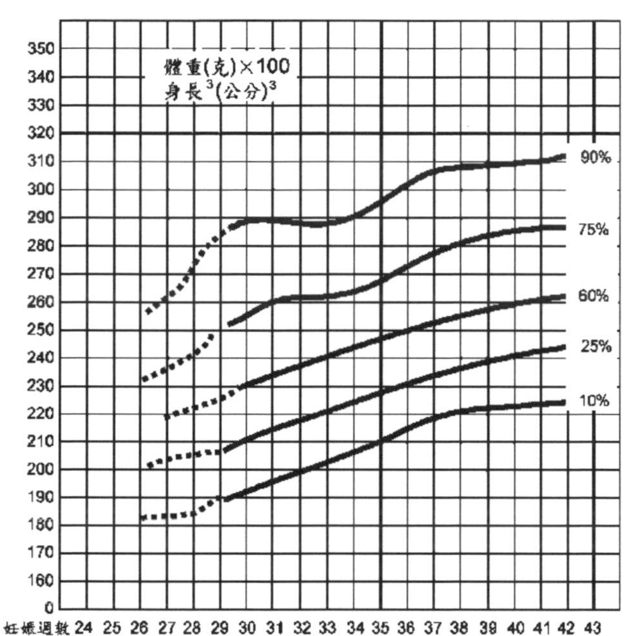

	對稱性發展遲緩	非對稱性發展遲緩
原因	胎兒本身因素	母體因素
發生時間	懷孕早期	懷孕末期
臨床表徵	頭圍、身長及體重均較小	頭圍、身長正常，體重較小
Ponderal index	介於第十到九十個百分位	小於第十個百分位
比例	約占百分之二十	約占百分之八十

資料來源 ：中華民國新生兒科醫學會

如何判斷新生兒的體重是否正常？

下圖中，橫軸為懷孕的週數，縱軸為胎兒的體重。我們依寶寶出生時的週數及體重，找出橫軸及縱軸的交叉點，就可以知道寶寶是否有過重或過輕的問題了。

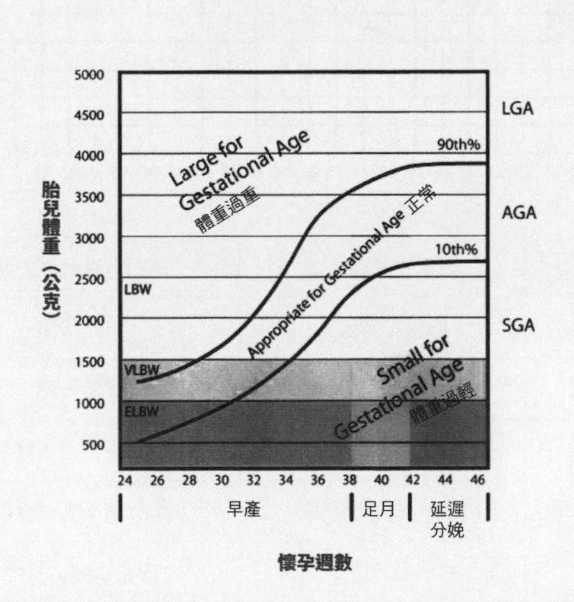

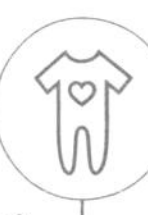

新生兒篩檢：守護寶寶健康第一道防線

寶寶出生了，爸媽們最在意的就是健康的問題。為了確認孩子有無異常，大多數新生兒都會在出生三天後及一週內進行「新生兒先天性代謝異常疾病篩檢」，項目包括先天性甲狀腺低能症、高胱胺酸尿症、蠶豆症、半乳糖血症、苯酮尿症、先天性腎上腺增生症、楓漿尿症、中鏈脂肪酸去氫酶缺乏症、戊二酸血症第一型、異戊酸血症及甲基丙二酸血症等十一項。透過新生兒篩檢，可以早期發現症狀不明顯的先天性代謝異常疾病，及早於黃金治療期進行妥善的診治。

新生兒篩檢的方式是採寶寶腳後跟少量的血去化驗，這種篩檢方法的優點是敏感度高；加上寶寶剛出生時對於蛋白質的吸收能力還不好，因此會出現有「偽陽性」的可能性。當被告知寶寶的篩檢報告出現異常狀況時，爸媽們先別慌張，此時應再到醫院安排檢測一次，以確認寶寶的健康狀況是否正常。複檢後若出現異常，應讓寶寶及早接受診治，才不會耽誤治療的黃金時間。

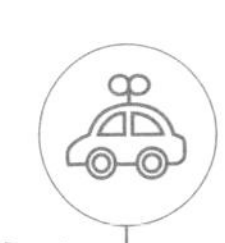

新手父母最想知道的：新生兒飲食

嬰兒時期是人生中成長最快的時候，他們的外表不斷變化，腦部也不停地發展。寶寶每天都以驚人的速度成長，正確地餵食，給予足夠的營養，才能幫助他們發育得更好。同樣地，這個時期的嬰兒不是吃得愈多愈好，適時適量的營養，才能讓他們吸收到需要的養分。

在門診時，我常碰到媽媽一進來就說小朋友常溢奶，或者一吃就吐，擔心是不是腸胃出了問題。通常媽媽們這麼說，我就知道應該是餵食的量出了問題。但是我不會急著打斷她們的話，而是等媽媽們講完後，再問她們：「平時都是如何餵食的？」得到的答案幾乎都是小朋友一哭鬧就馬上餵。事實上，寶寶哭很可能是尿布溼了或需要安撫，盲目地餵奶只會讓孩子因肚子裝不下而溢奶。

四個月以前，寶寶唯一的食物來源是母奶或配方奶，四個月以後才開始添加副食品。以配方奶為主的寶寶，通常每天每公斤需要的熱量以八十到一百二十大卡為宜。假如我們以中間值一百大卡來計算的話，三公斤重的寶寶一天需要三百大卡。一般而言，配方奶一毫升熱量為〇・六七大卡，我們可以利用這些數值，試算一下寶寶每餐應該喝的奶量。

【範例】體重三公斤的寶寶，每餐喝奶量：

3（公斤）×100大卡=300大卡

300÷0.67 = 447.7C.C.

447÷6餐（4小時餵一次）= 74.5C.C.／餐

我們可以推估，一個三公斤重的寶寶每餐喝七十四．五毫升的配方奶量就足夠。不過，市售配方奶一匙多沖泡為三十毫升或六十毫升，因此可取三十的倍數，每餐沖泡九十毫升來餵寶寶即可。

由於母奶的蛋白質比較容易代謝，喝母奶的寶寶會餓得比較快。因此母乳寶寶每天按每公斤可餵食一百二十到一百五十毫升。母乳的熱量同樣為一毫升〇．六七大卡，若是瓶餵的寶寶，可依上述公式計算出每餐喝奶量；親餵的寶寶則是餓了就給，但仍然必須注意兩餐間的時間以二到三小時間隔為宜。

不過也有很多新手媽媽跟我反應，由於自己親餵，因此無法得知寶寶究竟喝了多少奶量。其實親餵的寶寶只要觀察尿尿的情況，每天排尿量差不多能尿溼七到八片尿布，也就是尿布要拿起來感覺有重量，不能輕飄飄的才算。如果寶寶排尿量正常，表示喝的奶量也足夠，就不用太過擔心。若家長還是不放心，也可以在打預防針時請醫師幫忙看一下生長曲線圖，只要在正常範圍，並且沒有往下走，代表寶寶營養充足。

過度餵食容易溢奶

很多新手爸媽們看到寶寶的食慾很好，只要他們喝得下就不停地餵奶，以為頂多就是長得胖一點而已。其實過度餵食很可能造成寶寶身體不適。此時寶寶的胃還在發育中，肌肉還未完全發展好，因此沒有彈性。如果餵食太多，雖然不至於把寶寶的胃或食量給撐大，但可能發生肚子絞痛、溢奶等不適狀況，新手爸媽們一定要特別留意。

寶寶六個月大時可嘗試副食品

當寶寶四到六個月大時，就可以開始嘗試副食品。補充副食品的目的，是為了補足奶類食品中所缺乏的營養素，並且讓寶寶適應奶類以外的各種新食物；同時還能讓他們練習咀嚼、吞嚥的能力，進而促進頷骨生長。若寶寶吃副食品適應得不錯，斷奶的過程也會較為順利。

寶寶開始吃副食品時，建議每次只添加一種食物，由少量開始（一到兩茶匙，三到七日再加入新的食物，可選擇天然的、不易引起過敏的食物如糜粉、較稀的米湯等）當成第一餐。由於小嬰兒還沒有長牙，沒有咀嚼的能力，吞嚥能力也很差，需先餵食泥狀食物，等過一陣子適應之後，再改成半固體的食物。此時爸媽可以選擇質地較軟的水果，例如蘋果泥、木瓜泥、香蕉泥等，以湯匙挖一小口讓寶寶嘗試看看，或用果汁機將新鮮水果打成泥狀也可以。需要注意的是不要給予過量果汁，以免影響其他食物的攝取。

還未接觸過奶類以外食物的寶寶，對副食品的反應有可能是覺得新奇，但也有可能會產生抗拒的心理。因此父母切勿操之過急，盡量以輕鬆、自然的態度來餵食，以免影響寶寶進食的情緒。

如果寶寶不喜歡某項食物，千萬不要強迫。若經過數次試探，寶寶依然不吃，建議先暫停餵食這項食物，間隔兩、三週後再試試看。副食品最佳的餵食時間是在兩餐之間，以免影響正餐的進食。每次由少量開始（約五公克或十毫升），之後再慢慢增加，濃度也是由稀漸稠。製作寶寶副食品時，盡量以新鮮、天然的食材為主，避免使用罐頭食品，油膩、辛辣的刺激性食物及調味料也不適宜。

當寶寶副食品吃得不錯時，就可以取代一餐的喝奶量。這時家長們可將寶寶的晚餐改成副食品，每晚睡前最後一餐改成副食品，因

寶寶每日飲食建議表

	母奶餵食次數	配方奶餵食次數	水果類
1 個月	7	7 （每次 90~140C.C.）	
2 個月	6	6 （每次 110~160C.C.）	
3~6 個月	6	5 （每次 110~160C.C.~170~200C.C.）	
7 個月	5	5 （每次 170~200C.C.）	自榨果汁稀釋一倍或果泥 1~2 茶匙
8~9 個月	4	4 （每次 200~250C.C.）	果泥或自榨果汁 1~2 湯匙
10 個月	3	3	果汁或果泥或軟的水果 2~4 湯匙
11 個月	2	3	
12 個月	1	2	

	蔬菜類	五穀類	蛋豆魚肉類
1 個月			
2 個月			
3~6 個月			
7 個月	青菜泥 1~2 茶匙	米糊或麥糊或稀飯 4 茶匙	
8~9 個月	青菜泥 2~4 茶匙	稀飯、麵條、麵線 1~1.5 碗；米糊或麥糊 2~3 碗；蛋黃泥 2~3 茶匙或豆腐 0.5~1 個四方塊或魚、肉泥 1~2 湯匙	蛋黃泥 2~3 匙；豆腐 1~1.5 個四方塊；豆漿 240~360C.C.；魚、肉
10 個月 11 個月 12 個月	剁碎蔬菜 2~4 湯匙	稀飯、麵條、麵線 1.5~2 碗；乾飯 1 碗；吐司麵包 1~2 片；饅頭 0.5~1 個；米糊或麥糊 3~4 碗	蒸全蛋 1~1.5 個；豆腐 1~1.5 個四方塊；魚、絞肉 2~3 湯匙

資料來源 ：臺北醫學大學附設醫院營養室

為比較耐餓，也減少寶寶半夜起來討奶的機率。大部分的爸媽們以為寶寶一開始接觸副食品就要準備斷奶，其實這是錯誤的觀念，因為奶類含有豐富的蛋白質及鈣質，對於嬰幼兒及青少年而言非常重要，因此不必刻意幫孩子斷奶。

寶寶開始吃副食品，需給予白開水

寶寶四個月大以前的食物是液體的奶類，因此不用額外補充水分。當他們開始吃副食品時，奶類的攝取量也相對減少，這時可以開始給予白開水。小朋友一天補充的水量需視體重來判斷，第一個十公斤，每公斤給予一百毫升；加上第二個十公斤，每公斤給予五十毫升，再加上第三個十公斤，每公斤給予二十五毫升。

【範例】十二公斤的寶寶，每天攝取水量：

12－10=2公斤

10×100=1000C.C.（第一個10公斤）

2×50=100C.C.（第二個10公斤）

1000+100=1100C.C.

由此可知，十二公斤的小孩一天需補充一千一百毫升的水分，將一千一百毫升扣掉每日喝奶量之後，就是需補充湯湯水水的分量。

別給寶寶喝葡萄糖水

當寶寶開始學習喝白開水時，可能會因為不習慣或沒有味道而不喝。此時家裡的長輩可能會建議給孩子喝葡萄糖水，理由是這樣一來不但能讓寶寶練習喝水，還能補充營養，也能利尿或預防便秘。這樣的觀念正確嗎？相信是很多新手媽媽們的疑問。

其實，給寶寶喝葡萄糖水是極其錯誤的做法。葡萄糖水裡只有糖分，並沒有寶寶成長所需的蛋白質或脂肪等重要營養素。況且，四個月之前的寶寶是以奶類為唯一的食物，配方奶裡的成分比例都已經調配得剛剛好，額外補充葡萄糖水的話，會破壞比例原則。由於葡萄糖水裡有溶質，感覺比較濃稠，不像白開水那麼清澈，因此會讓人誤以為能幫助腸胃蠕動，改善寶寶便秘的情況。

對於呼吸跟吐嚥動作還無法協調的寶寶而言，葡萄糖水質地較白開水更為濃稠，的確比較不容易嗆到，但是並不需要因此就讓寶寶改喝葡萄糖水，還是以補充白開水為宜。

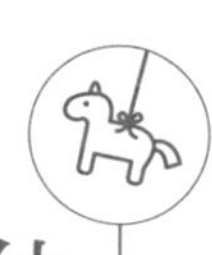

幼兒期是腦部及器官成熟的關鍵時期

經過了「一暝大一吋」的嬰兒期，寶寶開始進入幼兒期，成長發育的速度也稍微趨緩。七歲以前是小朋友的腦部及各種器官趨於成熟的關鍵時期，家長們如果能夠建立正確的觀念，對於孩子的成長發育將具有正面的助力。

由於先天基因遺傳加上後天條件等差異，每個孩子成長的速度皆不相同。很多家長覺得自己家的寶貝看起來好像長得比別人慢，會擔心是否有生長遲緩的問題。其實要判斷孩子生長速度是否正常，光憑感覺是不夠的，必須使用更科學、更專業的評估方法才行。

留意成長里程碑

古人說：「七坐、八爬、九發牙。」表示寶寶七個月要學會坐，八個月學會爬，九個月長牙齒。雖然並非每個小孩發展都完全符合這個標準，但還是有一個時間表可以參考，我們稱之為「兒童發展里程碑」。發展里程碑的意義是讓家長們對於孩子的行為發展有參考的準則，才能評估是否有發展遲緩的問題，以及該不該進行早期療育。

從孩子大腦及身體的發展可分為粗動作、精細動作、認知、語言及人際互動等幾個面向，以下有幾個重要的時間表可以參考。但是要提醒家長們，由於遺傳基因及生活環境的差別，每個小朋友的發展能力不盡相同，切勿存著互相比較的心態。只要孩子在時間點裡達到標準即可，操之過急反而容易為孩子帶來壓力，造成不好的影響。

語言發展：

從牙牙學語到能清楚表達自己的意見，幼兒的語言發展可說是非常地迅速。語言跟小朋友的大腦發育及學習能力息息相關，因此是一項相當重要的指標。不過，家長們也不必因此讓孩子學習唐詩三百首或提早學美語，只要符合兩歲會說兩個字的詞彙（不包含疊字，例如：吃飯、不要等），三歲會說三個字的詞彙（例如：我想玩、我不要），四歲會說四個字的詞彙（例給：我想吃飯、我要洗澡）的標準即可。

當語言發展嚴重遲緩時，可能是智能不足或聽力有問題，應盡快轉介早療單位，才能幫助孩子發展。此外，特別提醒爸媽們，兩歲的小朋友走路就應該走穩了，兩歲以後若還出現踮腳尖走路的情形，表示神經發育較不成熟，這種情況下很可能會伴隨語言發展遲緩的問題，家長們應特別留意。

手部的發展：

孩子手部動作的發展也是重要的指標，三、四個月時可以用手抓東西往嘴裡送，七、八個月時可以將玩具由一手換至另一手，十二個月可以用拇指及指尖拿東西，我們可以發現孩子手部的動作愈來愈精細。有些家長會早早讓孩子自己拿筷子吃飯或提筆寫字，但是孩子手部的精細動作及協調能力都還未發展至此，因此建議三歲左右再學習更為恰當。

牙齒及視力：

每個人長第一顆牙的時間點不一樣，從四個月到一歲半都有可能，只要寶寶冒第一顆牙，就可以開始每半年帶至牙醫診所塗氟。四歲之前孩子的眼睛還在近視狀態，因此，視力健康建議四歲後再多加注意即可。但其他的視力問題如弱視、斜視等，仍需一發現即請眼科評估處理。

尿床：

孩子戒完尿布後，偶爾還是會出現尿床的情況，這是因為他們尿液濃縮能力還沒那麼好。因此有些小女生四歲前、小男生五歲前尿床是正常的，請爸媽不要苛責他們。

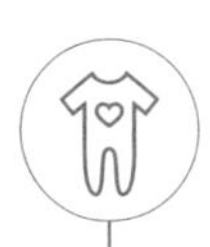

判斷孩子成長發育是否正常的生長曲線

如何使用生長曲線圖？

孩子出生後，媽媽都會拿到一本寶寶手冊，有許多完整的資訊可供家長參考，而裡面附錄的「新版兒童生長曲線圖」就能協助父母們判斷小朋友的發育情況。目前臺灣使用的兒童生長曲線是採用世界衛生組織發布的標準，適用於零到五歲的小朋友。兒童生長曲線可以用來評估頭圍、身高及體重等三個極為重要的成長指標，每張曲線圖上都有五條曲線，由上而下分別為百分之九十七、百分之八十五、百分之五十、百分之十五及百分之三。由於成長情況男、女有別，因此又分為男孩版及女孩版。

很多家長只知道打預防針時要帶寶寶手冊，卻不曉得如何利用裡面的資訊，讓兒童生長曲線圖流於無用武之地，是相當可惜的事。以下便說明如何使用生長曲線圖：

STEP 1 **先選擇性別**：按寶寶的性別選擇藍色的男孩版，或粉紅色的女孩版。

STEP 2 **先看橫座標**：先找到橫向座標標示的年齡（足月／年），例如寶寶十個月大，就選擇橫座標標示為「十個月」的位置。

STEP 3 **再找縱座標**：再對照縱座標顯示的身長／身高、頭圍、體重，例如寶寶身高八十三公分，就從八十到八十五公分之間的範圍，找到八十三公分的位置。體重及頭圍也是採取相同的方式。

STEP 4 **找到交叉點**：依據剛剛找到的橫軸及縱軸，進一步找到兩條線的交叉點，就是寶寶生長情況位於同年齡層中的百分位。例如一歲男孩、頭圍四十六公分，大約坐落於百分之五十。

STEP 5 將點連成線：從寶寶出生開始，大約每兩、三個月測量一次身高／體重／頭圍，然後把每次的數值標記起來，半年後這些落點就可以連成一條線，可以看出寶寶生長曲線的走向。

除了寶寶手冊之外，家長們也可以上「衛生福利部國民健康署健康九九網站」下載兒童生長曲線圖。而為了讓爸媽們使用起來更為方便，網站上也有提供自動試算系統，只要輸入寶寶的基本資料，就會自動算出生長百分位，有需要的人可以多加利用。（兒童生長曲線試算網站：http://health99.hpa.gov.tw/OnlinkHealth/Quiz_Grow.aspx）

不過，也有很多家長反應，寶寶手冊裡生長曲線圖中的曲線分布較為密集，較難判讀，因此我提供另一款醫院常用的身體發育曲線表，家長們可依孩子的身高、體重及頭圍等數據，以同樣的方法自行判讀。

0-6歲女孩身體發育曲線表（頭圍／體重）

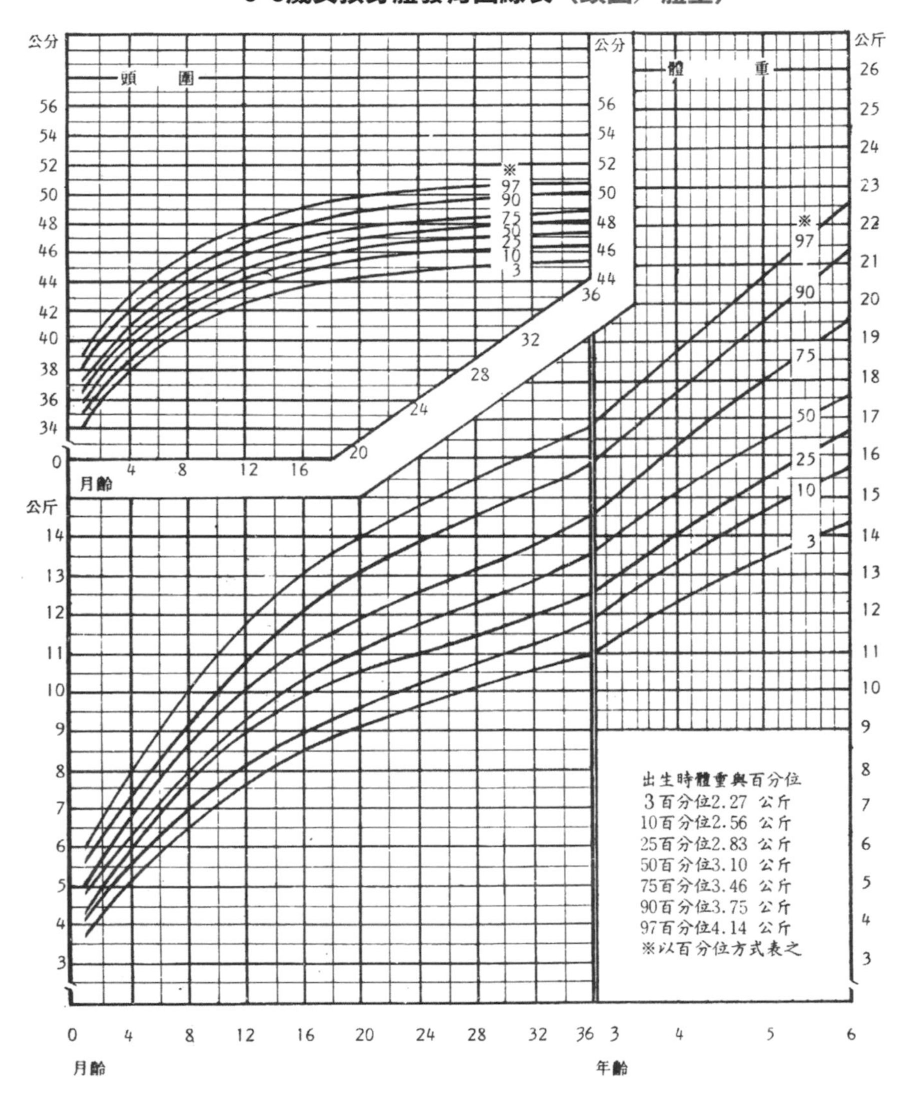

0-6歲女孩身體發育曲線表（身高）

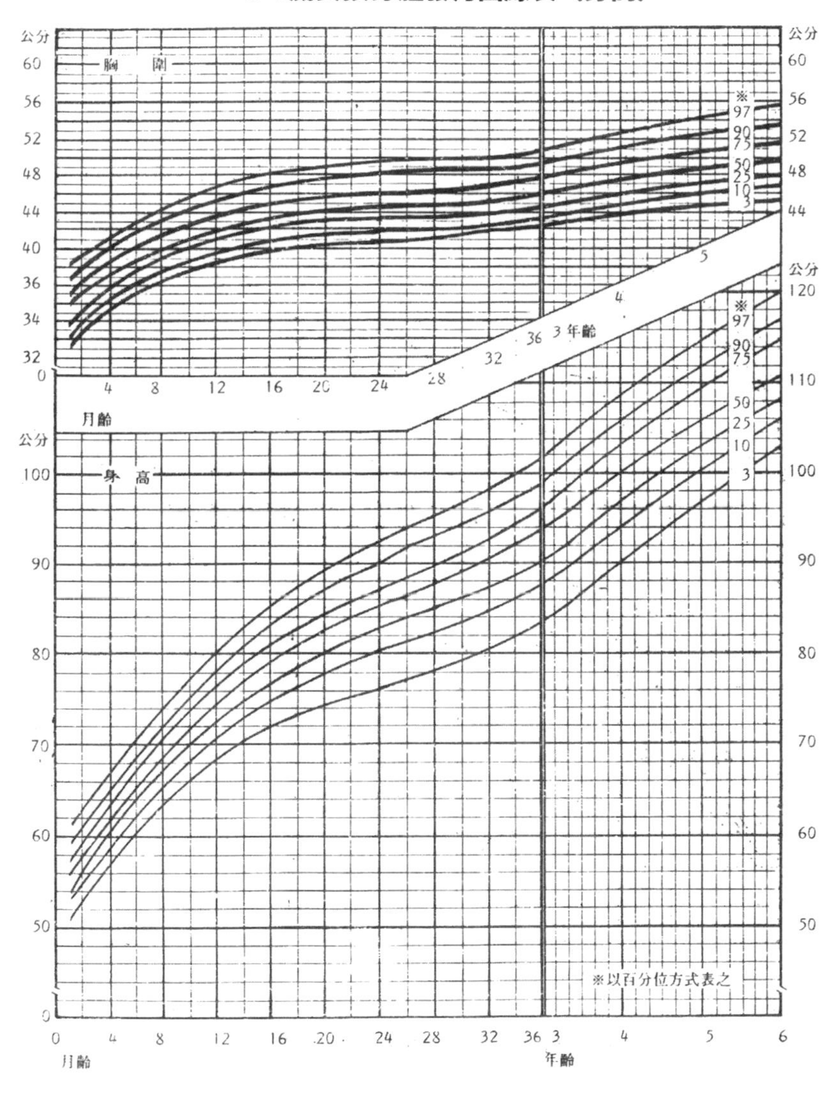

0-6歲男孩身體發育曲線表（頭圍／體重）

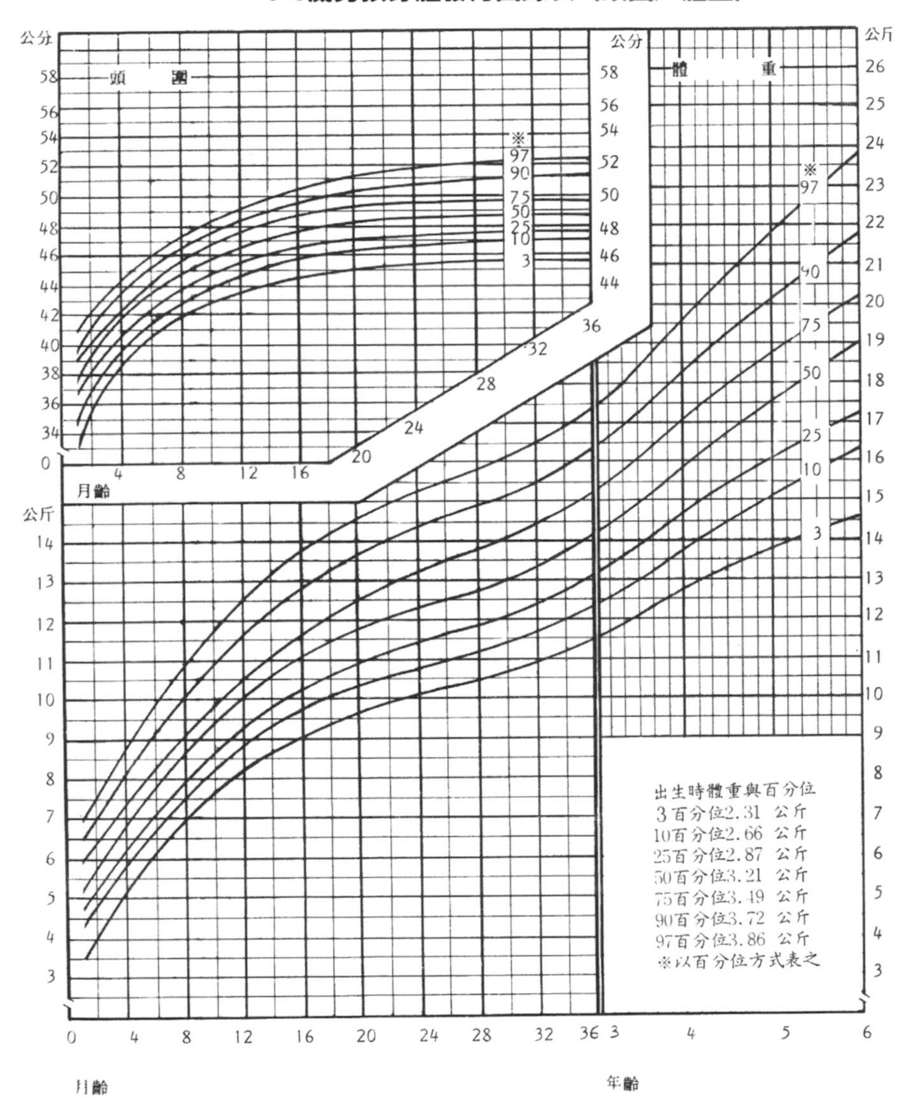

0-6歲男孩身體發育曲線表（身高）

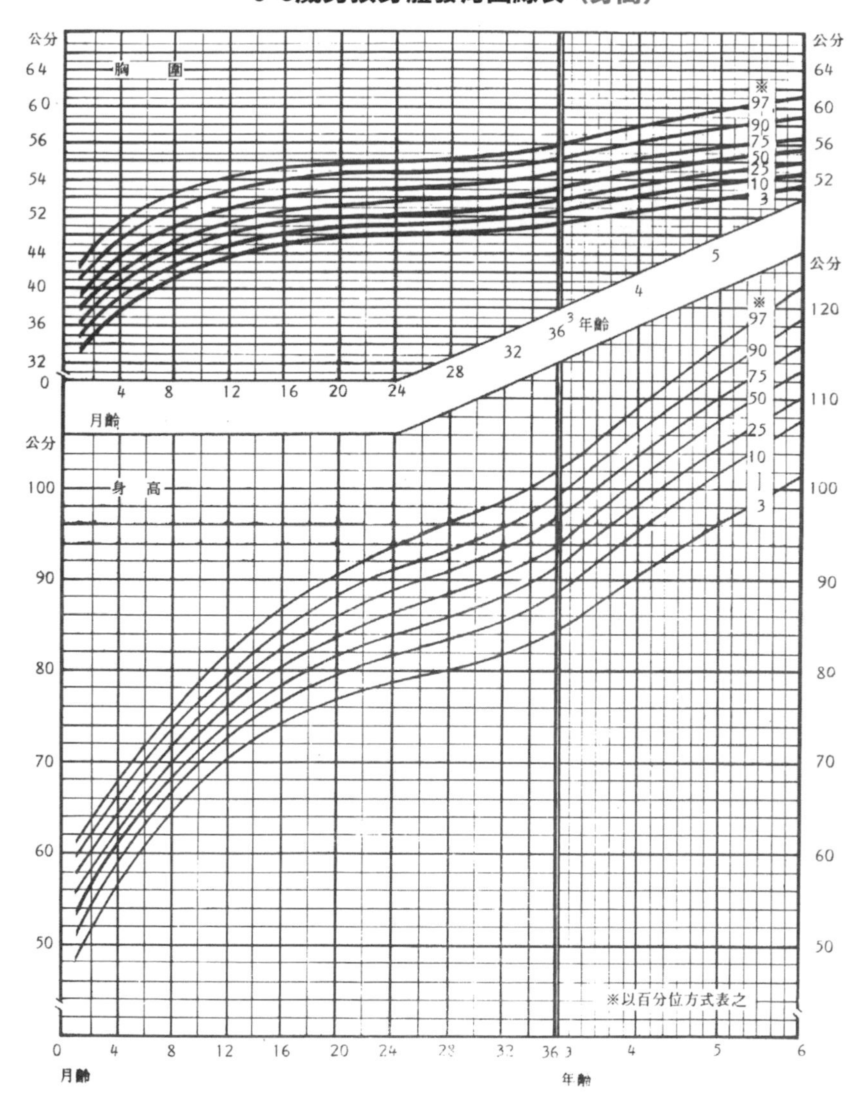

生長曲線過高或過低都不好

一般而言，孩子的生長曲線落在百分之三到百分之九十七之間都算正常範圍。如果低於百分之三或高於百分之九十七，就要多加留意是否有過低或過高的情況。此外，生長曲線是連續性的，不能只以某個時間點的落點為準。建議以每兩、三個月為一個測量時間點，並且將結果標記下來，半年以後再將三個時間點的數值連成一條線來觀察。生長曲線的走勢須一致，如果短時間內向上或向下偏離超過兩條格線，最好請專科醫師評估是否正常。

評估孩子的發育情況，不能看單項數值

寶寶出生後我們可以利用頭圍、身高、體重數值來判讀他們的成長狀況是否正常。在評估寶寶成長速度時，不能只單看一項指標，

而是必須作全面性的考量。例如一個兩歲的男孩，身高八十四公分，體重是十三公斤。如果單看「體重」，生長曲線落在百分之七十五左右，是屬於前百分之二十五的族群，就好像一百個人裡面，孩子的排名在前二十五名，看起來好像很不錯。但如果再評估一下身高，會發現落點在百分之二十五，這就好像一百個人裡面，孩子的排名在倒數二十五名，算是後段班了。這時我們就必須思考，為何寶寶吃下去的營養全長到了體重，而不是身高？有了這些參考的數值，才能幫助我們找出問題，對症下藥。

不同的人及地點測量，易造成誤差

寶寶的身高、體重及頭圍等數值，通常都是打預防針時順便測量。由於打針的地點及護士不見得每次都一樣，因此很有可能造成測量上的誤差。例如頭圍是以測量頭部的最大直徑為準，有時軟卷

0-6歲男孩身體發育曲線表

2歲男孩，體重13公斤 。

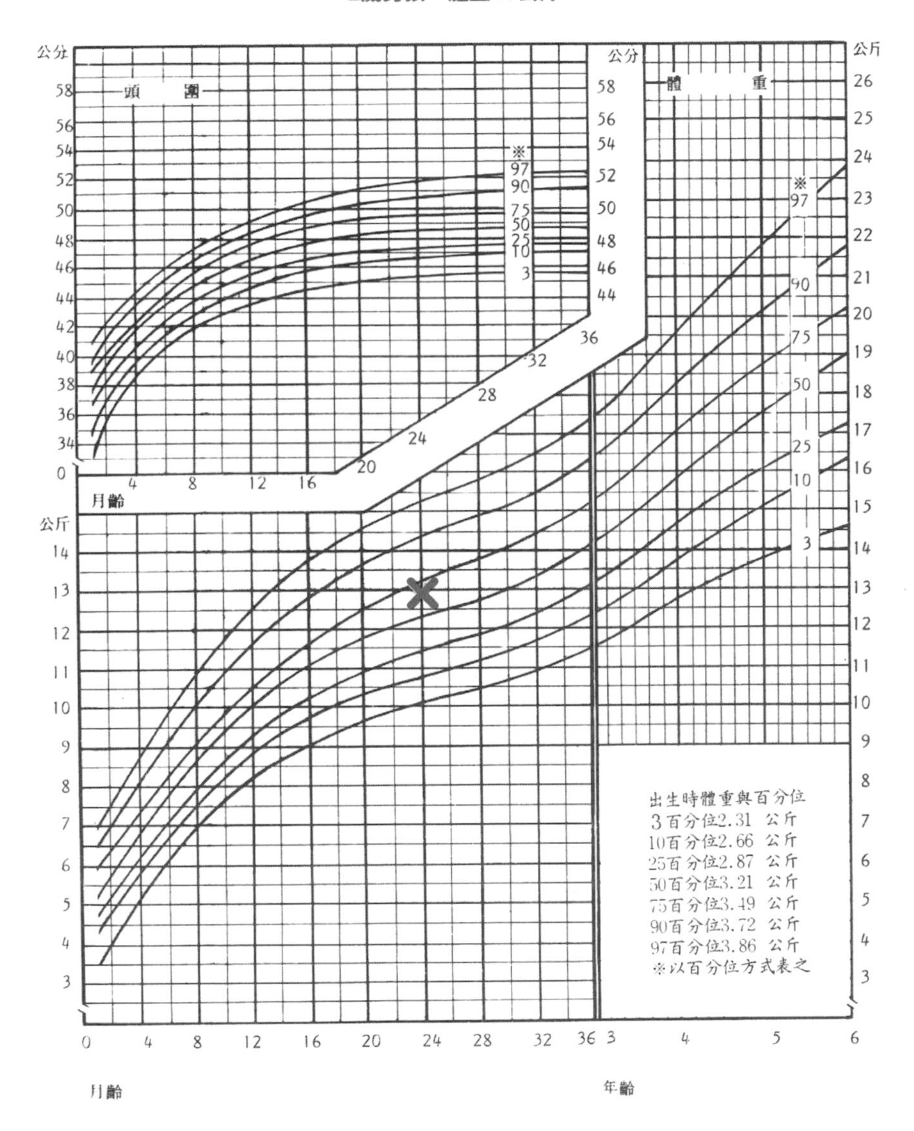

0-6歲男孩身體發育曲線表

2歲男孩，身高84公分 。

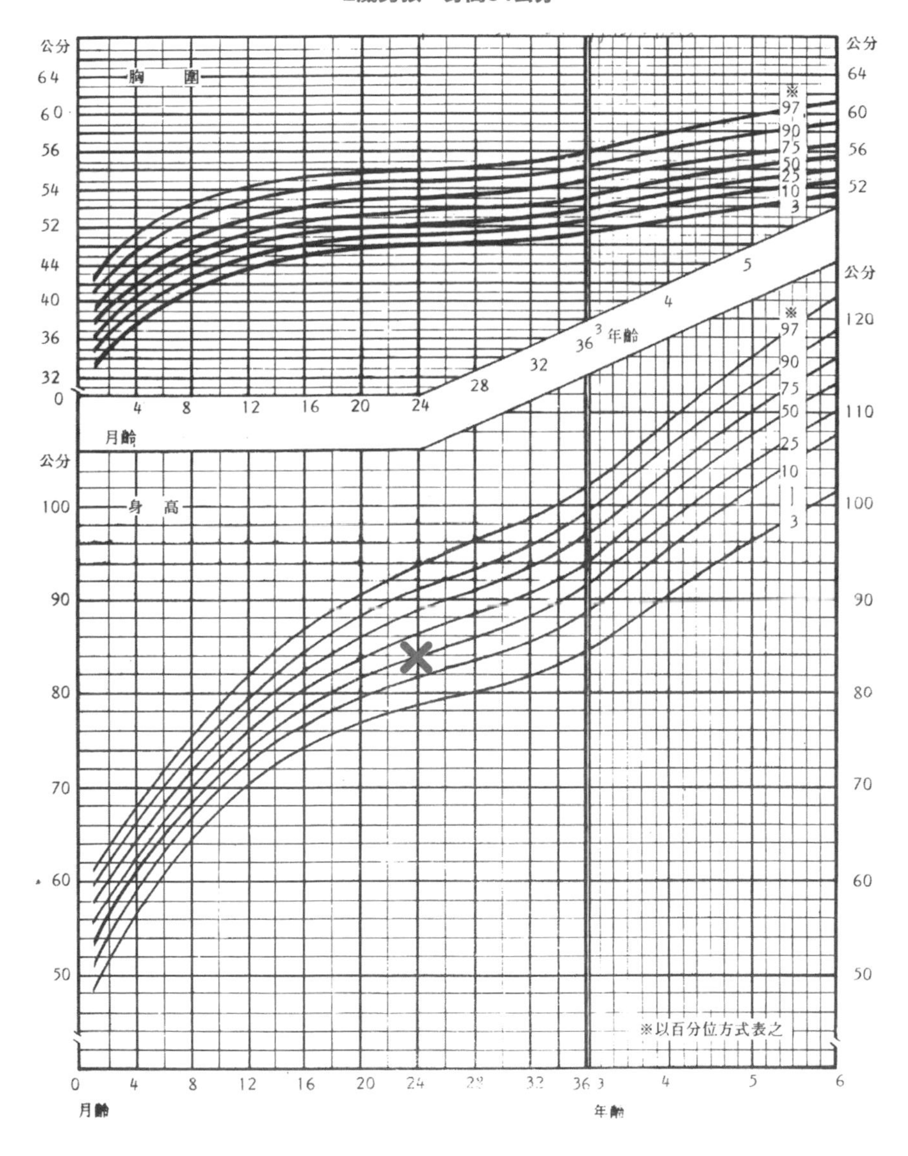

尺圍繞寶寶頭部時並未呈水平狀態，或者測量者將尺拉得鬆緊度不一，還有測量身長時寶寶躺著或站著，都是可能造成誤差的原因，因此評估寶寶生長曲線時需要看三次（六個月內的曲線走向）比較正確。

藉由身高評估孩子是否生長遲緩

除了生長曲線之外，孩子身高增加的情況也是判斷發育是否正常的重要依據之一。以正常的發育速度來說，嬰兒期一年可長

兒童的正常生長速度

年齡	年成長率（公分／年）
1~6 個月	18~22
6~12 個月	14~18
1 歲	11
2 歲	8
3 歲	7
4~9 歲	5~6
青春期　女> 11 歲	6~12
青春期　男> 11.5 歲	7~14

到十八到二十二公分，幼稚園的小朋友一年可以長到六、七公分，而國小學童一年也差不多能長到七公分，青春期的女孩一年長高六到十二公分，而男孩則是七到十四公分。如果孩子長高的速度跟不上進度，家長就要多留意有沒有成長遲緩問題，才能早一步進行治療及改善。

別讓寶寶權益睡著了！多利用免費健兒門診

除了新生兒健檢之外，寶寶出生後至七歲之間，可享用七次免費的健兒門診。一般小兒科門診多是因小朋友生病、不舒服來看醫師，但健兒門診則是提供健檢服務，觀察孩子的生長發育有沒有問題、發展有沒有遲緩等。如果發現問題的話，就能及早轉介給各科醫生。在健兒門診時，可以請醫師幫助解讀每次量到的頭圍、身高、體重等參數，才會知道小朋友是不是在正常成長範圍裡。

健檢建議年齡	項目
出生6天內（新生兒健康檢查）	*身體檢查：身長、體重、頭圍、營養狀態、一般外觀、頭、眼、耳、鼻、口腔、頸部、心臟、腹部、外生殖器及肛門、髖關節篩檢（1000名新生兒中，約1～2位有髖關節發育不良問題）。 *先天性代謝異常疾病篩檢（出生滿48小時）。 *新生兒聽力篩檢。
1個月（第一次健兒門診）	*身體檢查：身長、體重、頭圍、營養狀態、瞳孔、對聲音反應、唇顎裂、心雜音、疝氣、隱睪、外生殖器、髖關節篩檢。 *發展診察：驚嚇反應、注視物體。
2～3個月（第二次健兒門診）	*身體檢查：身長、體重、頭圍、營養狀態、瞳孔及固視能力、心雜音、肝脾腫大、髖關節篩檢。 *發展診察：抬頭、手掌張開、對人微笑。
4～9個月（第三次健兒門診）	*身體檢查：身長、體重、頭圍、營養狀態、眼位瞳孔及固視能力、心雜音、疝氣、隱睪、外生殖器、對聲音的反應、髖關節篩檢、口腔檢查。 *發展診察：翻身、伸手拿東西、對聲音敏銳、用手拿開蓋在臉上的手帕（4～8個月）、會爬、扶站、表達「再見」、發ㄅㄚ、ㄇㄚ音（8～9個月）。

10個月～1歲半（第四次健兒門診）	＊身體檢查：身長、體重、頭圍、營養狀態、瞳孔、眼位、心雜音、疝氣、隱睪、外生殖器、對聲音的反應、口腔檢查。 ＊發展診察：站穩、扶走、手指拿物、聽懂簡單的句子。
1歲半～2歲（第五次健兒門診）	＊身體檢查：身長、體重、頭圍、營養狀態、眼位（須做斜弱視檢查之遮蓋測試）、角膜、瞳孔、對聲音的反應、口腔檢查。 ＊發展診察：會走、手拿杯、模仿動作、說單字、了解口語指示、肢體表達、分享有趣東西、物品取代玩具。
2歲～3歲（第六次健兒門診）	＊身體檢查：身長、體重、營養狀態、眼睛檢查、心雜音、口腔檢查。 ＊發展診察：會跑、脫鞋、拿筆亂畫、說出身體部位名稱。
3歲～未滿7歲（第七次健兒門診）	＊身體檢查：身長、體重、營養狀態、眼睛檢查（須做亂點立體圖）、心雜音、外生殖器、口腔檢查。 ＊發展診察：會跳、會蹲、畫圓圈、翻書、說自己名字、了解口語指示、肢體表達、說話清楚、辨認形狀或顏色。

資料來源：《兒童健康手冊》，衛生福利部國民健康署

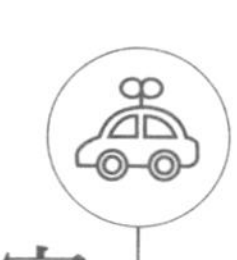

定時評估寶寶的生長發展情形

除了身體健康之外，新手父母最擔心寶貝是否有生長發展遲緩的問題。造成孩子發展遲緩的原因很多，除了遺傳、染色體基因異常、媽媽懷孕時服用藥物等問題之外，寶寶出生後罹患腦部疾病、意外傷害、家庭狀況及教養經驗等，都可能對小孩的發展造成影響。當寶寶的發展出現遲緩現象時，爸媽不用太過驚慌，只要早期發現、早期接受療育，改善的空間也就愈大。

在《兒童健康手冊》裡，列了很多寶寶在發育過程中需要特別留意的事，例如滿一個月時，當寶寶聽到巨大聲音時，是否會驚嚇得手腳伸開或哭出來？用手電筒照射眼睛時，是否會眨眼？兩至三個月時，跟寶寶說話或逗他，他是否會微笑？這些都是判斷寶寶發展是否異常的評估。此外，也可到各早期療育服務網，依寶寶的年齡下載「兒童發展檢核表」，檢測孩子的身體發展情況。

比較令人擔憂的是，老一輩常把孩子生長發展遲緩視為正常現象，常以「大隻雞晚啼」來解釋，結果反而錯過了早期治療的黃金時間。

學齡前兒童發展檢核表

滿4個月 ★表示為重要檢測題目，請實地測試，再記錄兒童的反應。

1	（仰）仰躺時雙手手掌均能自然地張開，不再一直緊握。	是	否
2	（仰）仰躺時雙手會在胸前互相靠近（不一定要碰到）。	是	否
3★	（仰）頭不尋常地一直歪一邊，無法回正或自由轉動。	是	否
4★	（仰）仰躺靜止不動時，身體的姿勢經常歪向固定一側，無法維持在中線上。	是	否

編號	題目	是	否
5★	（仰）換尿布時感覺雙腿有明顯不尋常的阻力，不容易打開、彎曲。	是	否
6	（仰）使用左右手或左右腳的次數和力量明顯地不平均。	是	否
7	（仰）仰臥拉起時頭無法跟著身體抬起來，一直向後仰（滿5個月90%通過）。	是	否
8	（仰）即使跟孩子玩，也很少發出聲音。	是	否
9★	（仰）眼睛可以從左到右、從上到下來回追視沒有聲音的移動物體（可使用玩具發出聲音或碰觸臉吸引兒童注視，再移到眼前20公分左右不出聲地移動，觀察兒童反應）。	是	否
10	（趴）趴著時能以雙肘支撐，將頭抬起和地面垂直，且能維持數秒鐘後頭慢慢放下（如果頭掙扎抬起、重重掉下則不通過）。	是	否
11	（直）抱在肩上直立時，頭部和上半身能撐直至少10秒鐘，不會搖來晃去。	是	否
12★	面對面時能持續注視人臉，表現出對人的興趣。	是	否

滿6個月

★表示為重要檢測題目，請實地測試，再記錄兒童的反應。

編號	題目	是	否
1	（仰）換尿布時感覺雙腿有明顯不尋常的阻力，不容易打開、彎曲。	是	否
2★	（仰）頭不尋常地一直歪一邊，無法回正或自由轉動。	是	否

題號	內容	是	否
3	（趴）趴著時能用手掌撐著，將上半身抬起離開地面，頭部可以上下左右自由活動（如果頭掙扎抬起、重重掉下、一直向後仰、無法自由轉動則不通過）。	是	否
4	（坐）能用雙手撐著地面自己坐5秒，且頭部穩定不下垂，眼睛看正前方（滿7個月90％通過）。	是	否
5	（站）大人稍微用手在腋下扶著就能站得很挺（臀部不後翹），腳還可以偶爾自由地挪動，如蹬腳、原地踏步、抬一腳等（滿7個月90％通過）。	是	否
6	能單手伸出碰到眼前15公分的玩具（左右手均能做到才算通過）。	是	否
7	能抓緊放在手裡的玩具並稍微搖動（大拇指能開離手掌面，與其他手指一起參與抓握的動作，且左右手均能做到）。	是	否
8★	兩隻手可以同時各自握緊一樣東西至少3秒鐘（如玩具、積木、食物等）。	是	否
9	會把玩具或東西，由一手平順地換到另一手（用扯的不算過關）（滿7個月90％通過）。	是	否
10★	會轉頭尋找左後方和右後方約20公分處的手搖鈴聲（必須左右邊均能做到）。	是	否
11	即使跟孩子玩，也很少發出聲音。	是	否
12	和照顧大人相處時可以維持目光對視，大人說話、對他笑、玩玩具時，就可以把他逗笑。	是	否

滿9個月

★表示為重要檢測題目，請實地測試，再記錄兒童的反應。

題號	項目	是	否
1★	（趴）翻身（趴著變成仰躺或仰躺變成趴著均能做到才通過）。	是	否
2★	（坐）能自己坐穩數分鐘，不會搖晃或跌倒（仍須雙手撐地面、背部呈圓弓形無法挺直、或容易跌倒均不算通過）。	是	否
3	（站）能手扶東西站立至少五秒鐘（扶東西、平臺、大人均可）。	是	否
4★	兩隻手可以同時各自握緊一樣東西（如玩具、積木、食物等）5秒鐘以上。	是	否
5	會重複地做搖的動作，讓玩具發出聲音。	是	否
6★	會把玩具或東西，由一手平順地換到另一手（用拉的不算通過）。	是	否
7★	會轉頭向下尋找掉落不見的玩具。	是	否
8	可以和人維持目光對視，大人說話、笑、玩躲貓貓、拿出玩具就可以把他逗笑。	是	否
9	可以分辨熟人和陌生人；如喜歡讓熟人抱，看到陌生人會害羞或害怕。	是	否
10★	即使跟他玩，也很少發出聲音。	是	否
11	完全聽不懂話，例如呼喚名字（或小名）不會回頭、說「不可以」沒有反應等。	是	否
12	通常無法安靜讓大人抱著坐在大腿上，一直動來動去抱不住，手四處抓東西停不下來。	是	否

滿12個月

★表示為重要檢測題目，請實地測試，再記錄兒童的反應。

題號	項目	是	否
1★	（仰）能由躺的姿勢（俯臥或仰躺均可），自己坐起來。	是	否
2	（站）能自己拉著東西站起來，然後扶著家具側走兩三步。	是	否
3★	只會把玩具放入嘴巴或丟在地上，沒有其他玩法如搖、捏、敲、拉等。	是	否
4	完全不會自己發聲；或只有「嗯嗯啊啊」的喉音；或能發出的組合音種類（如ㄅㄚ、ㄉㄧ、ㄍㄨ等）少於三種。	是	否
5	能聽懂簡單的日常生活指令（如過來、給我、再見等。是真的聽得懂語言，而不是根據大人的手勢、表情做反應）。	是	否
6	會在大人指示下（語言加上手勢）模仿做一些手勢如拍拍手、再見、拜拜等。	是	否
7	與大人有遊戲的默契（如大人唸閩南語雞仔呷水、釘子丁哥、炒蘿蔔切等兒歌時，能做出學習過的、固定的、簡單的配合手勢。例如拍大人的手或伸出手指頭等。若之前無此經驗，也可立即學習簡單互動遊戲如「give me five」）。	是	否
8★	可以和人維持目光對視，大人說話、笑、和他玩躲貓貓、拿出玩具就可以把他逗笑。	是	否
9★	通常自顧自玩，大人反覆叫喚名字（或小名）多次仍然不理會，沒有任何抬頭、轉頭看、或回到大人身邊的反應。	是	否

10★	通常無法安靜讓大人抱著坐在大腿上，一直動來動去抱不住，手四處抓東西停不下來。	是	否
11★	持續出現不尋常的重複動作，如注視手、玩手、原地轉圈等行為。	是	否

資料來源：臺北市早期療育服務網 http：//eirrc.health.gov.tw/

備註：

1. 有任何二題答案是圈選在網底欄內，或有上列表內題目前有★之任何一題答案是圈選在網底欄內，或填寫人認為兒童有其他不尋常的功能或行為表現，請至醫療院所做進一步檢查。
2. 請隨著小孩的發展，按年齡層持續追蹤檢核。滿一歲三個月、滿一歲半、滿二歲、滿二歲半、滿三歲、滿三歲半、滿四歲、滿五歲、滿六歲等各階段檢測，請自行至臺北市早期療育服務網測試。

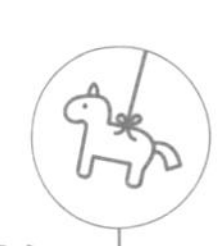

施打疫苗，如同幫寶寶的健康買保險

寶寶出生後就必須施打各式各樣的疫苗，繁雜的疫苗接種計畫接踵而來，讓人看得眼花撩亂。有些父母認為打疫苗會讓小朋友產生抗體的能力變差，因此不贊成給孩子打太多疫苗。

寶寶剛出生二十四小時內就需要接種B型肝炎疫苗，接下來幾乎每兩、三個月就要打一次疫苗；除了公費疫苗之外，還有一堆自費疫苗。面對各式各樣的疫苗，到底該如何選擇？很多父母都是時間到了，就按著寶寶手冊上的時程去接種，沒有真正了解打疫苗的意義。

接種疫苗有預防重大疾病發生、減少被傳染疾病感染的機會、降低疾病的嚴重程度、阻斷疾病傳播的途徑等功用，而最終的目標在於根除疾病。疫苗的種類又分為「主動性預防接種」和「被動性預防接種」。主動性預防接種是利用注射疫苗或類毒素，以刺激免疫系統產生抗體或細胞性免疫反應；而被動性預防接種則是直接給予外來或母體所產生的抗體及免疫球蛋白。根據疫苗是否保留了原來病原的活性，又分為活性減毒疫苗及非活性（死菌）疫苗。活性減毒疫苗施打之後具有終身免疫力，如水痘疫苗、痲疹腮腺炎德國痲疹混合疫苗及卡介苗等。非活性疫苗則需要反覆接種，如白喉百日咳破傷風混合疫苗、日本腦炎疫苗、B型嗜血桿菌疫苗、流行性感冒疫苗、A型肝炎疫苗、肺炎球菌疫苗等。

活性疫苗在體內能夠自行增殖而引起免疫反應，因為它們已經經過減毒處理，所以並不會真的致病。施打活性疫苗的原理就如同已經得到感染，可以引起人體免疫反應，並且產生抗體。活性疫苗的效力持久，而且效果不錯，但缺點是還是有可能引起類似自然感染的病症，只是發生率比較低。

非活性疫苗施打後不會引起真正的感染，所以安全上的顧慮比較低，但缺點是對疾病的防護效力比較短，需要反覆注射多次才行。

如何選擇疫苗？

目前疫苗有分公費及自費，自費疫苗往往十分昂貴，常讓家長們猶豫是不是要照單全收。其實，疫苗會被納入公費的範疇，主要是考量到國家的整體公共衛生，以及該項疾病是不是需要打疫苗來防範。例如二、

疫苗比一比

	活性減毒疫苗	非活性疫苗
優點	免疫效果較好，而且效力持久。	安全顧慮性較小。
缺點	活性病菌打入人體會自行增殖，少部分可能導致疾病輕微發作，引發不適反應。	免疫效果較低，需要反覆注射以維持效力。

三十年前B型肝炎曾經大流行，肝病還被稱為臺灣的國病，因此政府開始以公費幫民眾施打B型肝炎疫苗，並且提倡「公筷母匙」或在外吃飯使用衛生筷等概念，可見B型肝炎防範的重要性。

針對急迫性比較沒那麼高的疾病，疫苗的施打暫不列入公費，像是輪狀病毒的死亡率極低，因此不列入公費的優先考量。但是，孩子一旦感染輪狀病毒，除了會上吐下瀉，也容易脫水及電解質失衡，家長照顧起來十分勞心勞力，等於是小孩跟父母都跟著受罪，因此建議不妨自費讓小朋友施打。此外，由於臺灣目前公共衛生相當進步，國人的健康觀念也提升很多，感染A型肝炎的可能性不高，因此A肝疫苗也被列為自費疫苗。但若至東南亞等國家旅遊者，建議可以自費施打，對健康更有保障。

目前世界各國都相當注重疫苗的施打及疾病的預防，小朋友之後若要出國念書，只要有沒打過的疫苗，也會被要求要補打。可能的話，最好趁年紀小時把該打的疫苗打完，將來也能省去不少麻煩。

寶寶手冊上的紀錄會跟著孩子一路成長，尤其是臺灣的小學在入學前都必須檢附施打疫苗的紀錄表，因此家長一定要幫孩子妥善保管，萬一遺失而喪失紀錄，可能會被要求補打。

究竟該不該打流感疫苗？

要不要打流感疫苗也是經常引起爭議及討論的話題，有些家長認為流感疫苗易有副作用及不良反應，甚至認為打了流感疫苗反而更容易感冒，或打了也不一定有效，因此主張不讓孩子施打。但近年來常有流感併發症死亡的案例傳出，如果堅持不讓孩子打，萬一不幸感染的話，又擔心會有生命危險。到底要不要打流感疫苗，真的讓家長們好掙扎……

流感分為A型及B型，今年打的流感疫苗是兩年前就製造好，因此疫苗是事先預測兩年後流感流行的趨勢，再加以製造。如果預估的準確性不夠，疫苗的保護力就會差一些，這就是為什麼有些人會感覺流感疫苗效力不高的原因。此外，每個人施打疫苗之後引發出來的保護力皆不相同，因此才會有些人感覺有效，有些人覺得沒效。至於施打疫苗後反而更容易感冒的問題，主要是因為打了疫苗後會引發抵抗力，視同感染流感，才會產生打噴嚏、流鼻涕等現象。有些人之前完全沒感染過流感，反應可能會大一些，所以才會感覺自己好像很容易感冒。相較之下，打流感疫苗可以降低感染流感的風險，並且避免嚴重的併發症，利大於弊，因此我建議還是可以讓小朋友施打。

政府提供的公費流感疫苗，是依疫苗配送採「先到貨、先鋪貨、先使用」原則，因此民眾接種疫苗是以隨機安排方式，無法指定廠牌。八歲以下的兒童若是初次接種疫苗，必須接種兩劑，有時會遇到兩次施打的疫苗廠牌不同的狀況。由於每家廠牌之病毒株種類一致且製程相似，效果都一樣，沒有安全上的疑慮，所以兩劑可用不同廠牌疫苗，不用擔心因此出現問題。

疫苗簡介

疫苗名稱：B型肝炎疫苗

接種時程：第一劑：出生二十四小時內盡速接種。第二劑：出生滿一個月。第三劑：出生滿六個月。

重要性：

1. 肝硬化與肝癌為國人主要死因之一，與B型肝炎慢性帶原者有密切關係。
2. 臺灣地區為B型肝炎高感染地區，成人帶原率達百分之十五至

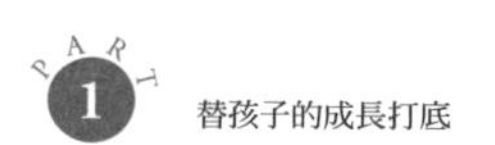

二十。年幼時感染，易演變成慢性帶原者，按時完成預防接種能有效預防Ｂ型肝炎感染。

疫苗名稱：Ｂ型肝炎免疫球蛋白

接種時程：孕婦應於懷孕七、八個月接受Ｂ型肝炎產前篩檢，檢驗結果若為高傳染性Ｂ型肝炎帶原者，其所生的嬰兒出生後應盡速接種Ｂ型肝炎免疫球蛋白，及按時程接種Ｂ型肝炎疫苗。

重要性：母嬰間的垂直感染是臺灣Ｂ型肝炎盛行的重要原因，百分之四十至五十的帶原者是經由此途徑傳染。

疫苗名稱：卡介苗

接種時程：第一劑：出生滿二十四小時，身體狀況正常，即可施打（國小一年級卡介苗普查，無接種紀錄且測驗陰性者需再接種一劑）。

重要性：

1. 臺灣是結核菌盛行地區，結核病是感染結核桿菌所引起的疾病。結核菌侵入人體後，會在任何器官引起病變，如肺、腦膜、淋巴腺、骨骼、腸、泌尿及生殖器官等，其中侵害肺部最多。

2. 卡介苗是一種牛的分枝桿菌所製成的活性疫苗，經減毒後注入人體，可產生對結核病的抵抗力。一般來說，對初期症候的預防效果約百分之八十五，主要可避免造成結核性腦膜炎等嚴重併發症。

疫苗名稱：五合一疫苗

接種時程：第一劑：出生滿二個月。第二劑：出生滿四個月。第三劑：出生滿六個月。第四劑：出生滿一歲六個月。

重要性：

不活化疫苗，可同時預防白喉、百日咳、破傷風、B型嗜血桿菌及小兒麻痺等五種傳染病。此疫苗是將舊型三合一疫苗中的全細胞性百日咳成分，改為非細胞性百日咳，可大幅減少接種後發生注射部位紅腫、疼痛或發燒等不良反應的機率。

疫苗名稱：水痘疫苗

接種時程：出生滿十二個月。

重要性：

1. 水痘是一種普遍的兒童疾病，症狀從輕微到嚴重都有。水痘好發於幼童，近年來水痘發生年齡層有延後趨勢，一般來說年齡愈大，症狀愈嚴重。
2. 水痘具有高度傳染力，可經由飛沫散布，或經由接觸水痘液體傳染。感染後會引發紅疹、水泡、發癢、發燒及疲倦等，也可能併發嚴重的皮膚感染、疤痕、肺炎、腦炎，甚至死亡，或可能因病毒再活化而得到帶狀疱疹。
3. 水痘疫苗是活性減毒疫苗，可有效避免嚴重的水痘症狀，接種後若仍感染，其症狀會較輕微。

疫苗名稱：麻疹腮腺炎德國麻疹混合疫苗

接種時程：第一劑：出生滿十二個月。第二劑：滿五歲至入國小前。

重要性：

1. 麻疹是一種急性、高傳染性的病毒性疾病，通常經飛沫傳染，從感染到出疹約七至十八天。前期會出現高燒、咳嗽、結膜炎、鼻炎症狀，且口腔的頰側黏膜會發現柯氏斑點。麻疹疹子會散布全身，嚴重者併發中耳炎、肺炎或腦炎，進而導致耳聾或智力遲鈍，甚至死亡。

2. 腮腺炎就是俗稱的「豬頭皮」，是一種經飛沫傳染的病毒性疾病，好侵犯唾液腺，尤其是耳下腺，病人可能出現發燒、頭痛、耳下腫大，有些會引起腦膜炎、腦炎或聽覺受損。若在青春期感染，易併發睪丸炎或卵巢炎，可能影響生育能力。

3. 德國麻疹也是一種經飛沫傳染的病毒性疾病，病人症狀輕微如微熱、鼻咽炎、耳後淋巴結腫大，疹子約維持三天，易併發關節炎、神經炎、血小板減少、腦炎。若母親在懷孕早期受到感染，會導致流產、胎死腹中或畸形兒。

4. 麻疹腮腺炎德國麻疹混合疫苗預防效果平均可達百分之九十五，並可獲得長期免疫。

疫苗名稱：日本腦炎疫苗

接種時程：第一劑、第二劑：年滿十五個月幼兒應接受二劑注射（二劑間隔二週）。第三劑：出生滿二歲三個月。第四劑：滿五歲至入國小前。

重要性：

1. 由日本腦炎病毒所引起的急性傳染病，會經由蚊子叮咬而傳播給人類。

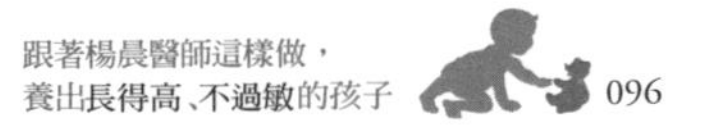

2. 感染日本腦炎患者大部分是沒有症狀的，少部分會有頭痛、發燒或無菌性腦膜炎等症狀。嚴重者可能出現頭痛、高燒、痙攣、抽搐或昏迷，最後還可能導致神經、精神性後遺症或死亡。日本腦炎的恢復期較長，所造成的神經性後遺症包括語言障礙等，精神性後遺症則以脾氣暴躁、性格不正常為主。

疫苗名稱：流感疫苗

接種時程：六個月以上的嬰幼兒即可接種，九歲以下兒童若為第一次接種，需接種二劑，間隔四週。季節性流感疫苗每年接種一次，建議於九月中旬後施打，盡量在十一月下旬前完成接種，以因應每年農曆春節前後及二、三月的流感流行期。

重要性：

1. 流感為急性呼吸道疾病，多由A型或B型流感病毒造成人類季節性流行。

2. 流感感染者出現發燒、頭痛、肌肉痛、疲倦等症狀，嚴重者可能引發肺炎、心肌炎、腦炎等併發症，甚至出現死亡等後遺症。

3. 特定高危險族群如嬰幼兒、孕婦、老年人、免疫功能不健全患者等，感染後有更高的致病性及致死率。

4. 兒童常是流感的傳播媒介，而流感疫苗是預防流感威脅最重要的方法，除了可降低流感疫情嚴重度，也能降低住院及死亡人數。

5. 目前臺灣使用的流感疫苗是利用雞胚蛋製程所製備的不活化疫苗，副作用低，但效力大約只能維持一年。

6. 流感病毒常發生變異，每年世界衛生組織都會依南北半球的病毒監測資料，分別在九月及二月更新疫苗株。

疫苗名稱：A型肝炎疫苗

接種時程：第一劑：出生滿十二個月。第二劑：間隔六到十二個月接

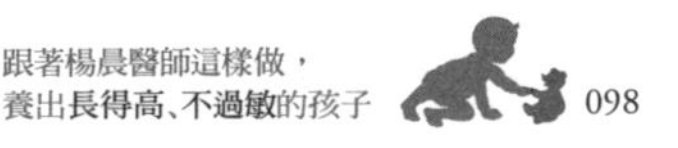

種第二劑。

重要性：

1. A型肝炎的傳染途徑是經口（亦稱糞口）感染，也就是食用了遭A型肝炎病毒污染的食物或水而感染。
2. 感染後的症狀為倦怠、厭食、發燒、黃疸、尿液顏色變濃、上腹部疼痛等。許多人感染後只有輕微症狀，甚至完全沒有症狀，大多數都會自然痊癒，然後產生抗體。唯有少數病例會發生猛爆性肝炎，嚴重的話可能致死。
3. A肝疫苗分為二劑，接種一劑後約百分之九十五以上可產生保護抗體，完成二劑後，可提升抗體效價，通常免疫力可維持二十年。

疫苗名稱：結合型肺炎鏈球菌疫苗

接種時程：第一劑：出生滿二個月。第二劑：出生滿四個月（二劑間隔至少八週）。第三劑：出生滿十二到十五個月。

重要性：結合型肺炎鏈球菌疫苗是一種不活化疫苗，其保護效力與個人免疫功能有關，免疫功能正常的五歲以下兒童，疫苗所含的保護效力為百分之八十五。

【資料來源：衛生福利部疾病管制署】

當新手爸媽們學會如何餵食、如何幫寶寶補充營養，該做的檢查及預防針也全打完了，不要以為孩子的成長從此就一帆風順，此時家長們還不能高枕無憂，因為真正棘手的問題才正要開始而已。

PART 2

孩子的成長發育，別怕輸在起跑點

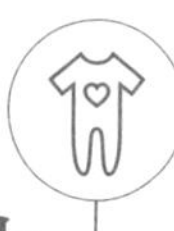

生長激素及骨齡，是孩子長高的關鍵

每個爸媽都希望自己的孩子「高人一等」，尤其是本身身高不高的父母，更希望同樣的遺憾不要發生在自己的孩子身上。門診時常有家長問我，為何自己的小孩會這麼矮小？有沒有什麼方法可以補救？我想先告訴心急的父母幾個重要觀念：小時候高不是高、矮不是矮，小時候胖就是胖。「贏在起跑點」、「別讓孩子輸在起跑點」的說法，並不適用在成長發育上。

我常舉一個讓家長可以很快了解的例子，成長就如同跑四百米競賽一樣，前一百米用衝的小朋友，也許一開始會跑得比別人快，但可能因為後繼無力，最後輸了。而始終跑得慢吞吞的孩子，如果可以在後半場衝刺一下，也許成績並不會太差。因此，一開始長得不夠高的小朋友，並不表示身高永遠都比別人差，他們還是可以靠後天的努力，增加長高的可能性。

小時候身高衝得比別人快的小朋友，也不代表可以從此一路高人一等。讓他們看起來發育比較好的原因，很有可能是骨齡超前所造成的，一旦骨齡提早密合，他們便失去長高的機會。所謂的骨齡，指的是骨頭的年齡，其代表骨骼發育的數據，決定孩子可再長高的空間。上帝是公平的，每個人的骨齡都是到一定的時間密合，男生只能長到十六歲，女生只能長到十四歲，因此，生長板提早閉合就等於提早失去長高的機會。

至於從小就胖嘟嘟的小朋友，他們的肥胖細胞比別人多、比別人大，將來肥胖的可能性相對地也比一般人高。由於肥胖的小孩容易骨齡超前，因此也比一般人容易損失身高。

骨齡小於實際年齡案例

10歲男生，身高130公分，父170公分、母155公分，男孩潛力身高應為168公分。對照下來，18歲成年時，生長曲線應在40%。但男孩現在身高只有130公分，成長曲線約10~25%，有發育遲緩的現象。照過骨齡後發現只有9歲，比實際年齡小1歲。因此他的身高可達到潛力身高。

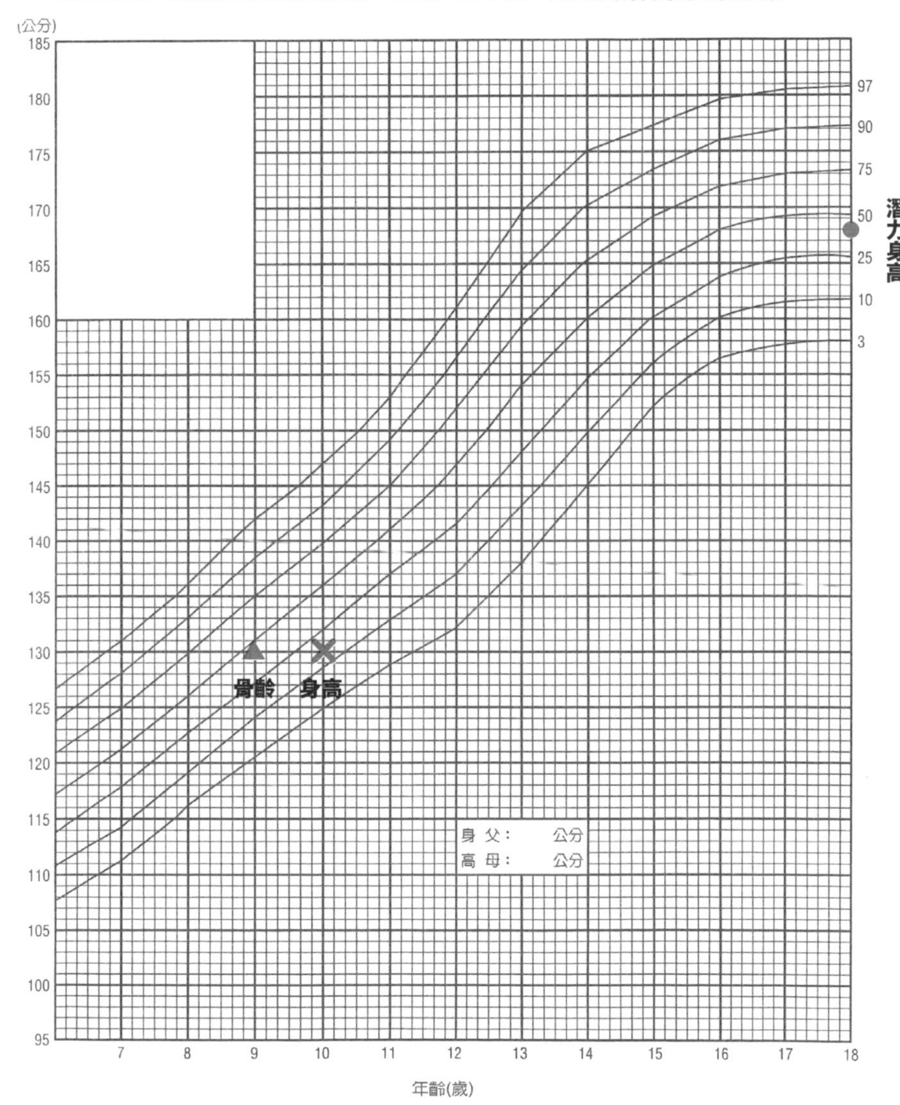

骨齡大於實際年齡案例

10歲女生，身高140公分，父170公分、母155公分，女孩潛力身高應為157公分。對照下來，18歲成年時，生長曲線應接近40%。但女孩現在身高140公分，成長曲線75%，可見發育速度太快。照過骨齡後發現為11歲，超前1年，其身高剛好在潛力身高的範圍。

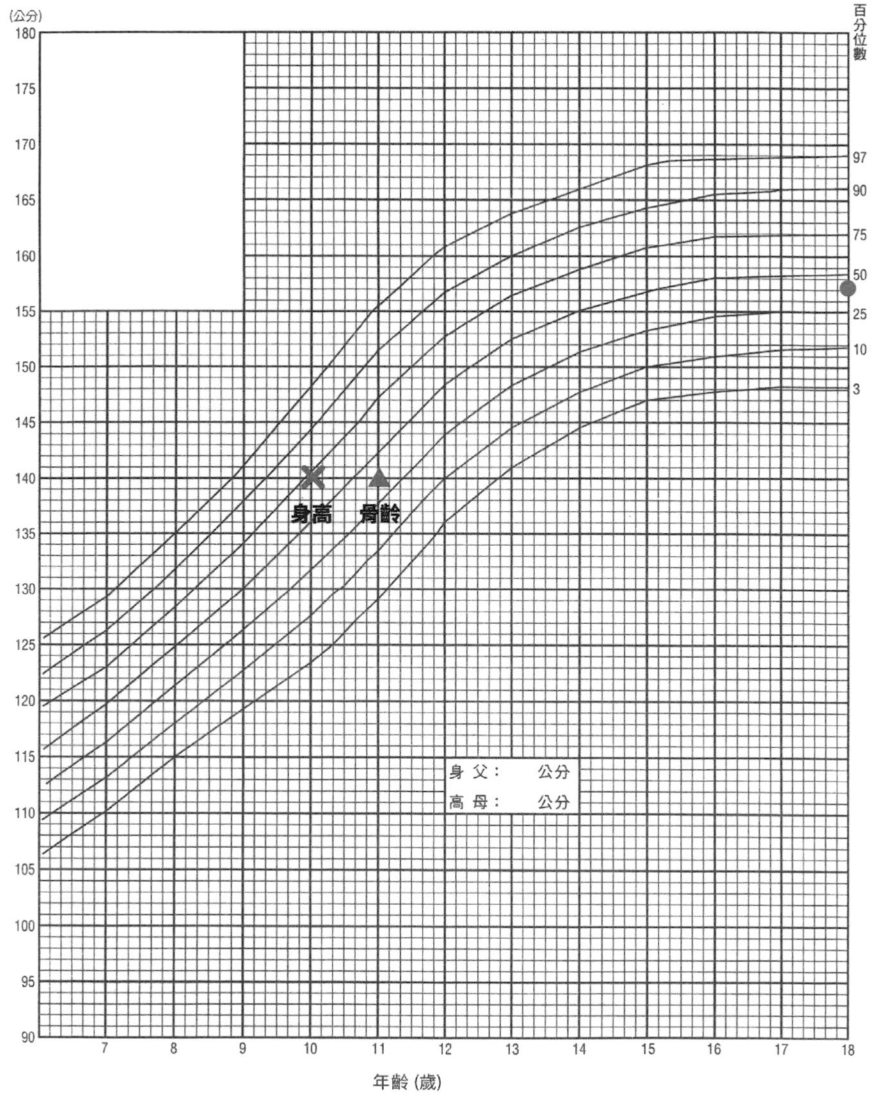

肥胖小孩骨齡超前案例

11歲男生，身高140公分，體重42公斤。父170公分、母155公分，男孩潛力身高應為168公分。對照下來，18歲成年時，生長曲線應在40%。男孩現在身高140公分，成長曲線約40%，看起來好像問題不大。但若對照體重(請見下一頁)，11歲男孩、42公斤，生長曲線超過90%，照過骨齡為12歲，比實際年齡大1歲。

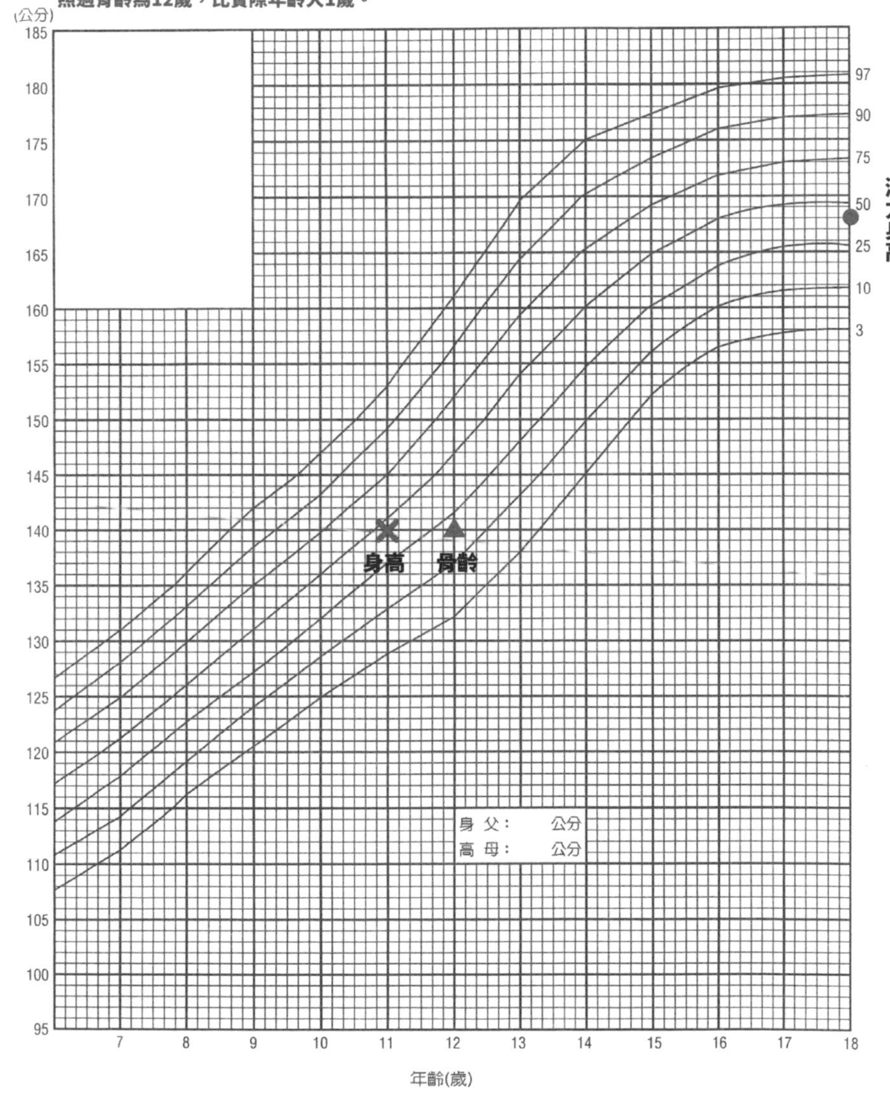

肥胖小孩骨齡超前案例

11歲男孩、42公斤，生長曲線超過90%，照過骨齡為12歲，比實際年齡大1歲。因此，他的身高無法達到潛力身高。

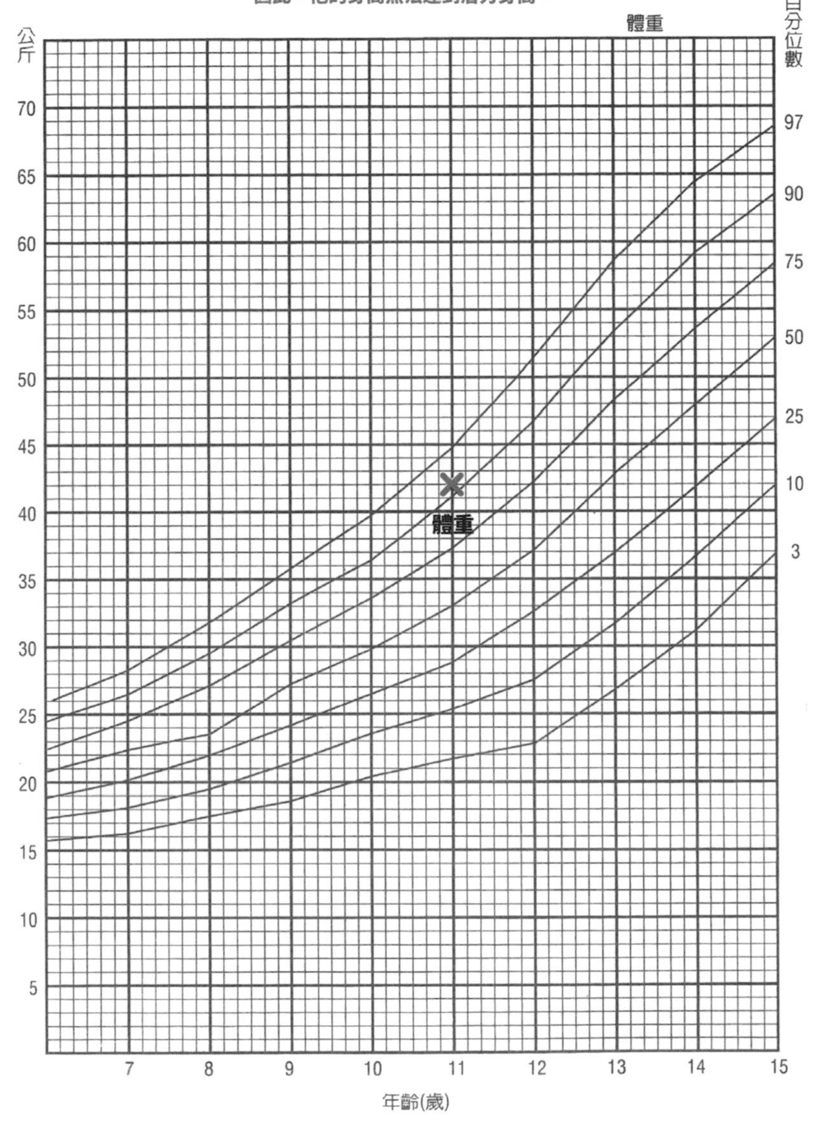

遺傳不是絕對，後天努力也能爭取最佳身高

孩子未來究竟能長到多高，其實是有跡可循的。我們都知道身高跟遺傳之間有密切的關係，大約占了百分之五十的因素，另外的百分之五十可以靠後天的努力。身高就如同學生念書一樣，智商較高的小孩先天理解力較好，拿到好成績的潛力自然高一些。但智商並不代表所有，只要後天努力用功，智商普通的孩子也能拿到不錯的分數。父母親身高都高的孩子，相對有潛力長得比較高；而父母親都長得矮的孩子，相對地身高比較難突出。但是只要掌握後天因素及確認父母親身高並非全來自遺傳，想要擺脫矮個子的命運並不難。

在門診時我常聽到小朋友忍不住抱怨父母：「我長不高都是你們害的！」每次聽到孩子們這麼說，我都會出言糾正：「要長高還是要靠自己喔！」

舉一個簡單的例子，有一對身高都不高的父母親，爸爸是一百六十公分，媽媽是一百五十公分，如果計算潛力身高的話，孩子將來會和爸爸差不多高。但影響身高的原因很多，這位爸爸很有可能是因小時候營養不良才長不高，媽媽可能是因月經提早來而壓縮到長高的空間，其實他們原本都可以再長高一些的。因此他們的小朋友只要願意努力配合，長到一百七十公分絕對不是問題。

由於身高跟遺傳關聯性很大，因此我們在預測一個孩子成年後的身高時，會根據其父、母親的身高，代入公式裡來計算。

男孩潛力身高計算方法：

（父親身高＋母親身高＋11）÷2

正負7.5公分都算是正常範圍

女孩潛力身高計算方式：

（父親身高＋母親身高－11）÷2

正負6公分都算正常範圍

為了讓大家更了解如何計算孩子的潛力身高，我先舉一個案例，讓大家了解。

【案例】爸爸的身高一百七十一公分、媽媽的身高一百六十八公分

兒子遺傳潛力身高：

（171＋168+11）÷2=175公分

最好身高：175+7.5=182.5公分

最差身高：175－7.5=167.5公分

兒子身高落在一百六十七・五到一百八十二・五公分

女兒遺傳潛力身高：

（171+168－11）÷2=164公分

最好身高：164+6=170公分

最差身高：164－6=158公分

女兒身高落在一百五十八到一百七十公分

從以上的公式中我們得知，男孩的遺傳潛力身高之外還有可成長的空間，就是正負七．五公分的差異，女孩則是正負六公分。男孩最好跟最壞的結果可能相差了十五公分，女孩則是相差十二公分。除了遺傳因素之外，正確飲食、早睡、運動，以及運動後的飲食習慣都是左右這十五公分或十二公分的關鍵原因。因此，我很希望教導爸爸媽媽們如何幫助孩子往上爭取到最佳身高。

長高的密碼

長高是一個非常有系統的流程，除了遺傳因素之外，也跟基因發育的節奏息息相關。因此每個人長高的時間點都不太一樣，在一連串的因素影響之下，才會造就一個人的身高。

從以下的餅圖我們知道，一個人的身高在媽媽肚子裡已經占了百分之二十五，也就是媽媽懷孕時攝取的營養，會影響孩子日後的身高；而出生後到青春期前又占了百

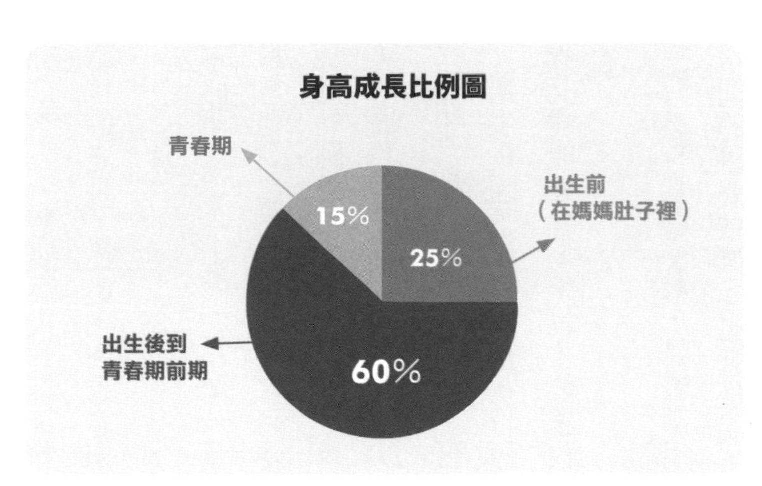

分之六十，青春期對身高的影響不過百分之十五。想要高人一等，除了在媽媽肚子裡的時間是我們自己無法掌控的之外，從出生到青春期的每個時間點，都是長高的關鍵。

在談到如何幫助孩子長高之前，不能不先來了解「骨齡」及「生長板」。關心孩子發育的家長一定常常聽到這兩個名詞，它們就好像生長密碼一樣，是決定孩子能不能長高的關鍵。

生長板（Growth plate）：位於全身骨頭上、下端，是一種可以不斷分裂、增殖的軟組織。腦下垂體分泌生長激素之後會作用在肝臟，在飲食均衡的狀況下，肝臟會分泌人類生長因子，也才會在骨頭上發揮效益，使其不斷增生成軟骨，軟骨又變成硬骨，所以才能讓孩子長高、長壯。

骨齡（Bone age）：顧名思義，指的就是骨頭年齡，是醫師用來評估孩子生長板關閉的時間及長高的空間的重要依據；也就是說，從骨齡可以推估孩子長高的空間。如同樹木的年輪一樣，身體的每一塊骨頭都有其成長的規律及速度，當骨頭的成長板閉合、不再增生時，身高就會停滯下來了。骨齡與實際年齡未必相同，會有三種情況：骨齡小於實際年齡，骨齡跟實際年齡相仿，骨齡大於實際年齡。

由於每個孩子骨齡發育的速度皆不同，因此即使是年紀相仿的小孩，骨齡也未必一樣。如果出現骨齡大於實際年紀的情況，表示生長板有提早關閉的可能性，相對地可以繼續長高的時間也會縮短。此

骨頭生長板的生長

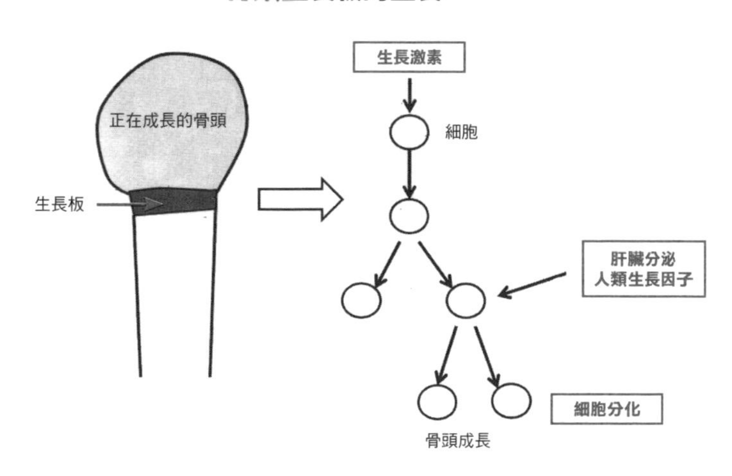

外，由於女生只能長到骨齡十四歲，而男生是十六歲，因此即使是骨齡相同的孩子，因性別不同，成長情況也大不同。

例如，同樣是實際年齡十二歲、骨齡十三歲的男孩跟女孩，女孩只剩一年可以長高，男生卻還有三年可以長高。

通常我們要研判一個小孩的骨齡時會以左手的X光片作為標準。你一定很好奇，全身骨頭那麼多，為什麼選擇左手手掌呢？由於手掌骨骼是生長發育最容易察覺的部位，加上一般人較習慣使用右手，因此左

男生骨齡16歲

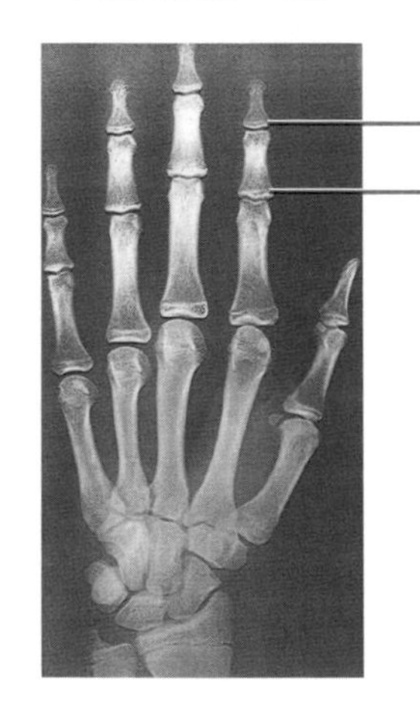

男生骨齡13歲

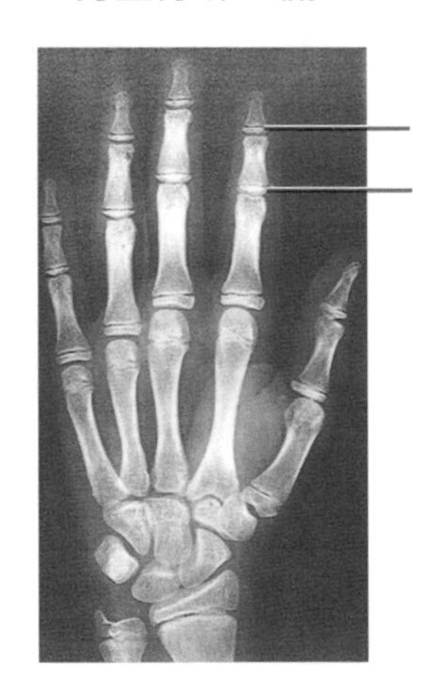

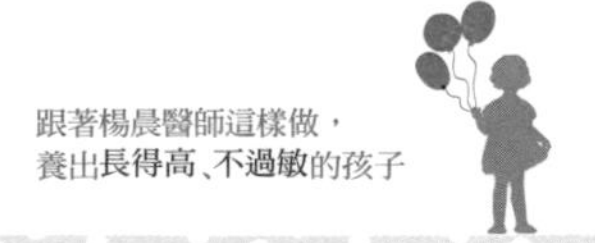

手比較不會發生受傷等變化，所以也較不會影響判讀。美國史丹佛大學Greulich及Pyle教授根據多年的研究發現，左手骨骼生長板成熟程度，足以代表全身骨骼發展情況，而世界各國也普遍使用這樣的方式，當成評估兒童成長情況的重要工具。一般而言，女生骨齡滿十四歲，男生骨齡滿十六歲，骨齡就已經關閉，身高也就不會再有所變化。

我們常聽家長說，孩子當兵或大學時，量身高竟然還有長高一些，但事實上並不是如此。會造成身高有所變化的錯覺，應該是不同地

女生骨齡13歲

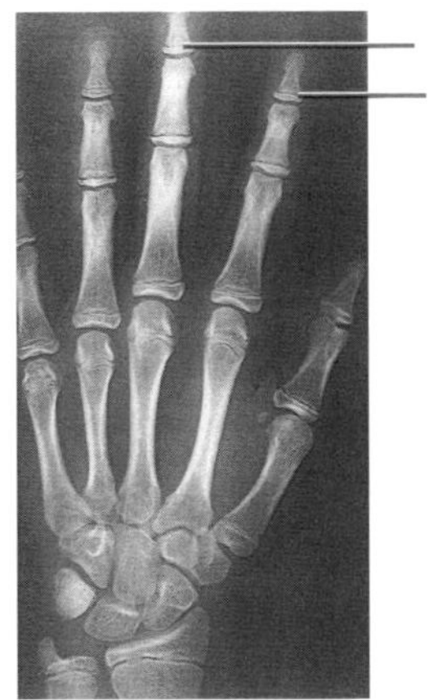

女生骨齡14歲

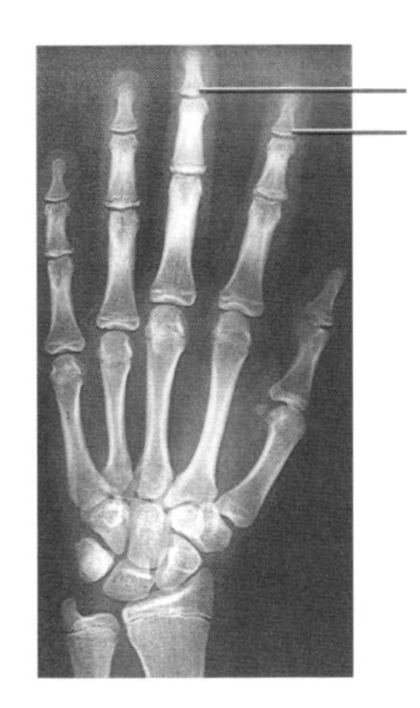

方、不同時間點、不同人幫忙測量所造成的差異，例如有時用電子儀器量，有時用尺量，造成誤差的可能性很大。因此，在遺傳內分泌科測量身高一定都是使用最精密的儀器，測量的護士也大多是固定的，才能避免誤差產生。

每年長高四公分夠嗎？

「醫師，我的孩子每年都長高四公分以上，是不是就不用擔心了？」有個母親這樣問。

她之所以會有這樣的觀念，來自於傳統的觀念及舊式宣傳。其實這樣的想法並不正確，因為每個人的起跑點及期待值都不一樣，因此不能一概而論。我所指的期待值是有根據的，並非盲目的要求。

假設以父親一百七十一公分、母親一百六十八公分的例子來說，兒子在八歲時身高為一百一十六公分，此時成長曲線落在百分之三左右由於男孩骨齡（生長板）關閉的時間為十六歲，代表不會再長高了，為了趕上進度，成長的速度預估如下：

16歲－8歲（還有8年的成長時間）

175公分（期望值）－116公分（目前的身高）=59公分的成長空間。

59公分÷8年=7.37公分／年

由此可知，一年只長四公分是不夠的。這個孩子一年必須長高七公分以上，才能達到理想中的身高。

前述是以孩子身高年齡並沒有站穩腳步，拿到父母給的身高為例。同例，這對夫妻的女兒八歲時一百三十一公分，這個孩子的身高年齡已站穩腳步，一年四公分是不夠的，預期的潛力身高應為一百六十四公分。如果她一年只長高四公分，九歲時身高是一百三十五公分，十歲時身高是一百三十九公分，曲線還是一直往下滑的。

6-18歲男生身高生長曲線表

父171公分，母168公分，潛力身高175公分。
8歲男生，身高116公分 。

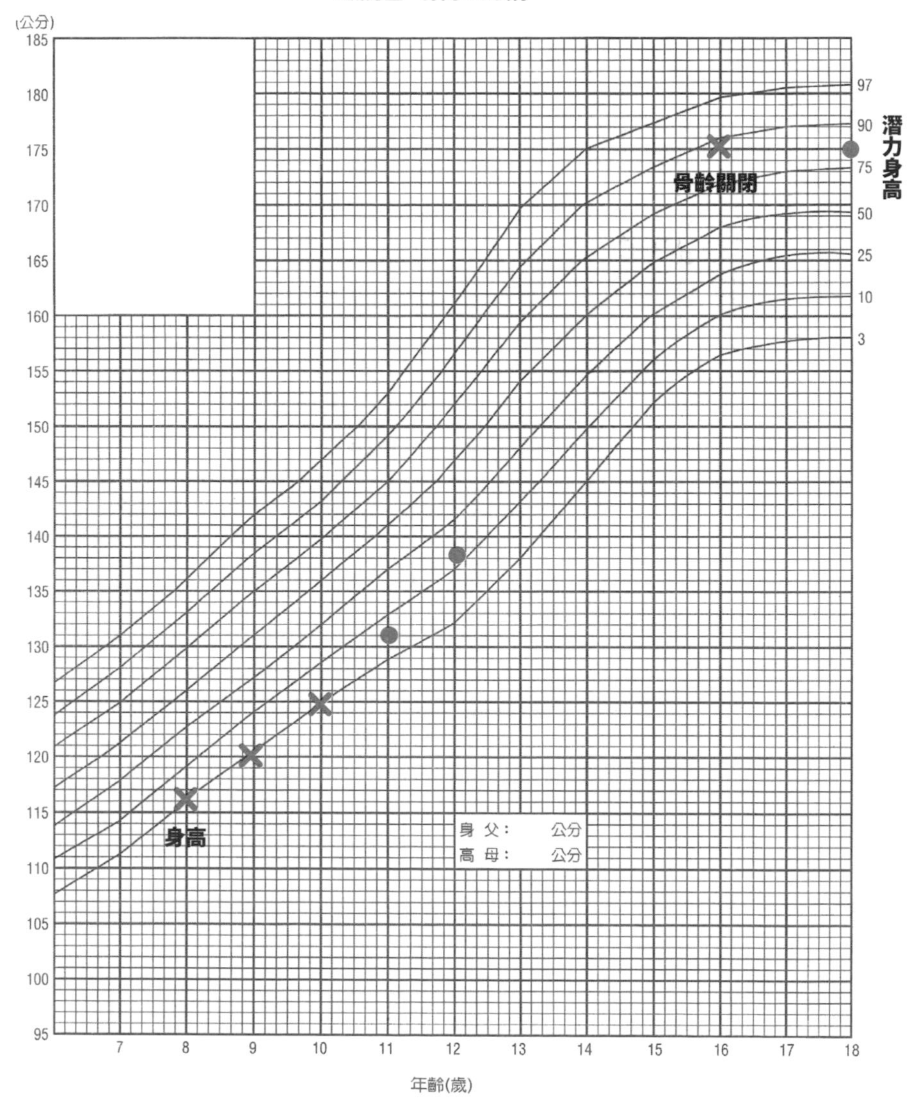

6-18歲女生身高生長曲線表

父171公分，母168公分，潛力身高164公分。
8歲女生，身高131公分。

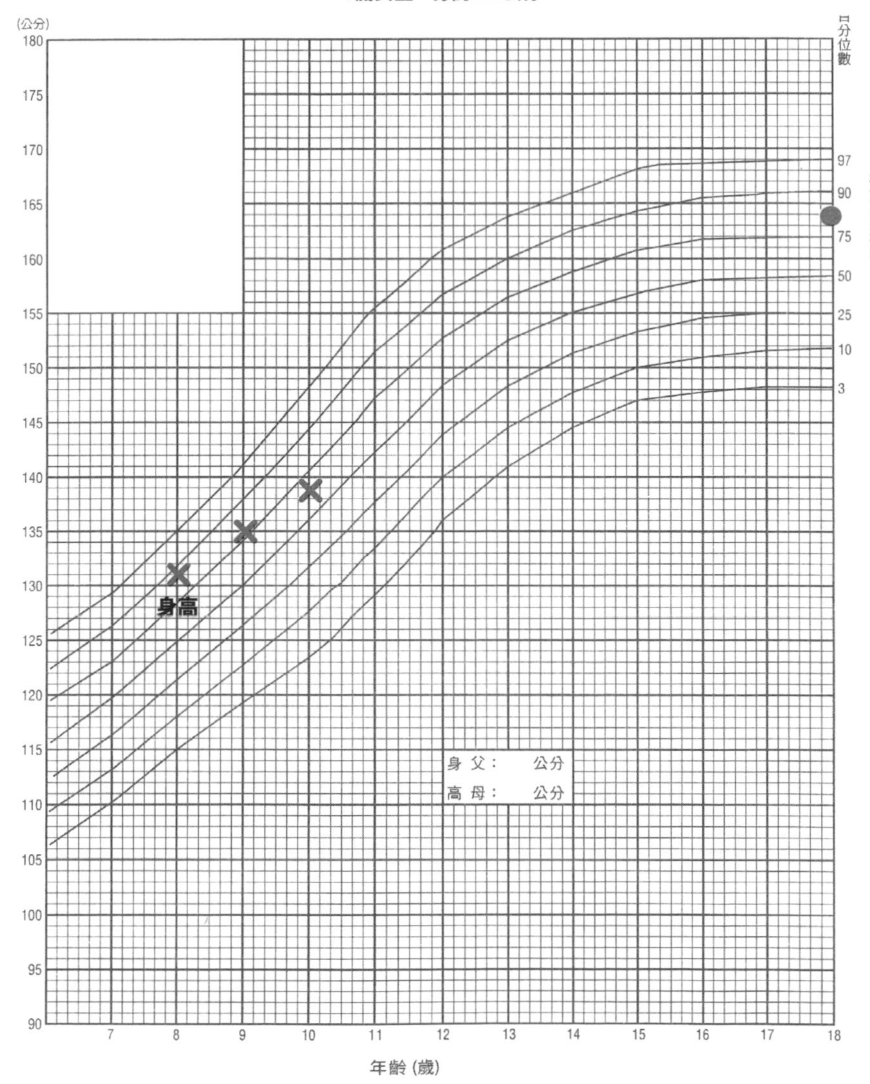

生長激素不足，容易生長遲緩

為了維持正常的生理機能，我們的體內會分泌各式各樣的激素，又稱為荷爾蒙，而跟成長發育息息相關的就是生長激素（human Growth Hormone，ｈＧＨ）。生長激素是由腦下垂體前葉所分泌，大約由一百九十種胺基酸所組成。雖然生長激素一天大約會分泌約三十次，但分泌的量不多，主要的高峰期是在晚上九點到半夜三點之間。其他如運動過後、空腹等狀況，也會分泌較多的生長激素。生長激素會隨著年紀增長而逐漸下降，大約二十一歲之後，平均每十年下降百分之十四，一直到六十歲左右，只剩下不到年輕人的一半。

當孩子體內生長激素分泌不足時，會無法產生人類生長因子，使生長板分化及成長，容易導致生長遲緩，身高也就無法達到理想的高度。

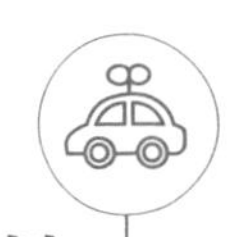

營養、睡眠、運動，是幫助孩子長高的跳板

遺傳是影響孩子身高的重要因素，如果父母的身高較高，孩子身上就像帶著容易長高的基因，的確比別人更容易達到理想的高度。若父母身材都矮小的話，孩子身高的潛力也較差。不過做父母的不要灰心，除了遺傳之外，後天的照護也是決定身高的重要關鍵。想要長高沒有捷徑，也不需旁門左道，只要幫助孩子補充正確的營養、早睡及充足的睡眠以及適時的運動，就能爭取到最佳身高。

現在家庭大多是外食一族，想要做到營養均衡不太容易；而孩子身處沉重的課業壓力之下，也未必能擁有足夠的睡眠，更別說每天抽出一段時間來運動了。當然，如果要一口氣完全改變生活型態，讓補充正確的營養、早睡、充足睡眠及運動都全部達標確實有些難度，建議父母們不妨先從其中一項下手，例如先調整孩子的飲食習慣，等他們慢慢適應了之後，再來改善其他部分，更能得心應手。

補充正確營養才能長高

小樹苗需要水的灌溉才能成為茁壯的大樹，同樣地，孩子的發育也需要正確且充足的營養才行。只要吃對了營養，想要長得高又壯真的不是難事。我的門診裡有一個媽媽帶著她二歲八個月的女兒前來看診，她的身高是八十五・五公分，體重十・九公斤，頭圍四十六公分。我幫她算了一下生長曲線，發現身高落在百分之十、體重落在百分之三到十、頭圍則在百分之十。頭圍發育的情況正常，而身高及體重落後，應該是營養不足所造成的，可以很明顯地看出，這是個營養不良的孩子。於是我先安排她接受大、小便的檢測，看看是否有營養素隨著排泄物漏掉的情況。果然，一週後報告出爐，發現小女孩對澱粉的吸收情況不佳。（三歲以前很多小朋友都有這種情況，經營養評估，其能量、蛋白質皆不足。）

小女孩的媽媽說由於孩子的胃口不好，常吃不下飯，因為怕她肚子餓，會在正餐之外給她吃零食。孩子的消化系統已經不好，加上吃了太多垃圾食品，嚴重影響正餐的營養吸收，這是現今許多小朋友的通病。看了小女孩的情況後，我當場告誡媽媽，要修正女兒平日的飲食型態，除了減少垃圾食物的攝取之外，如果遇到孩子胃口不好時，應該多給予優質的蛋白質，才有助於成長。

含有優質蛋白質的食物很多，但由於這位小朋友的年紀還小，對較難咀嚼的肉類可能接受度不高，因此我建議媽媽可以先幫她補充牛奶、蛋白及鱈魚等較容易攝取的食物。令人欣慰的是，兩個月後驗收成果，小女孩的頭圍增加到四十八公分，身高八十八・五公分，體重則是十二・五公斤。只是短短的時間裡，成長速度的進步就非常明顯，曲線圖整個往上升！可見，想要改善孩子的發育情況真的沒那麼難，只要有心，提早發現問題並且做營養諮詢，即使是小小的改變都能實際幫助到孩子。

每日正確、均衡營養比例：

碳水化合物占百分之五十五到六十

脂肪占百分之三十

蛋白質占百分之十到十五

0-6歲女孩身體發育曲線表

2歲8個月女生，體重10.9公斤，頭圍46公分 。

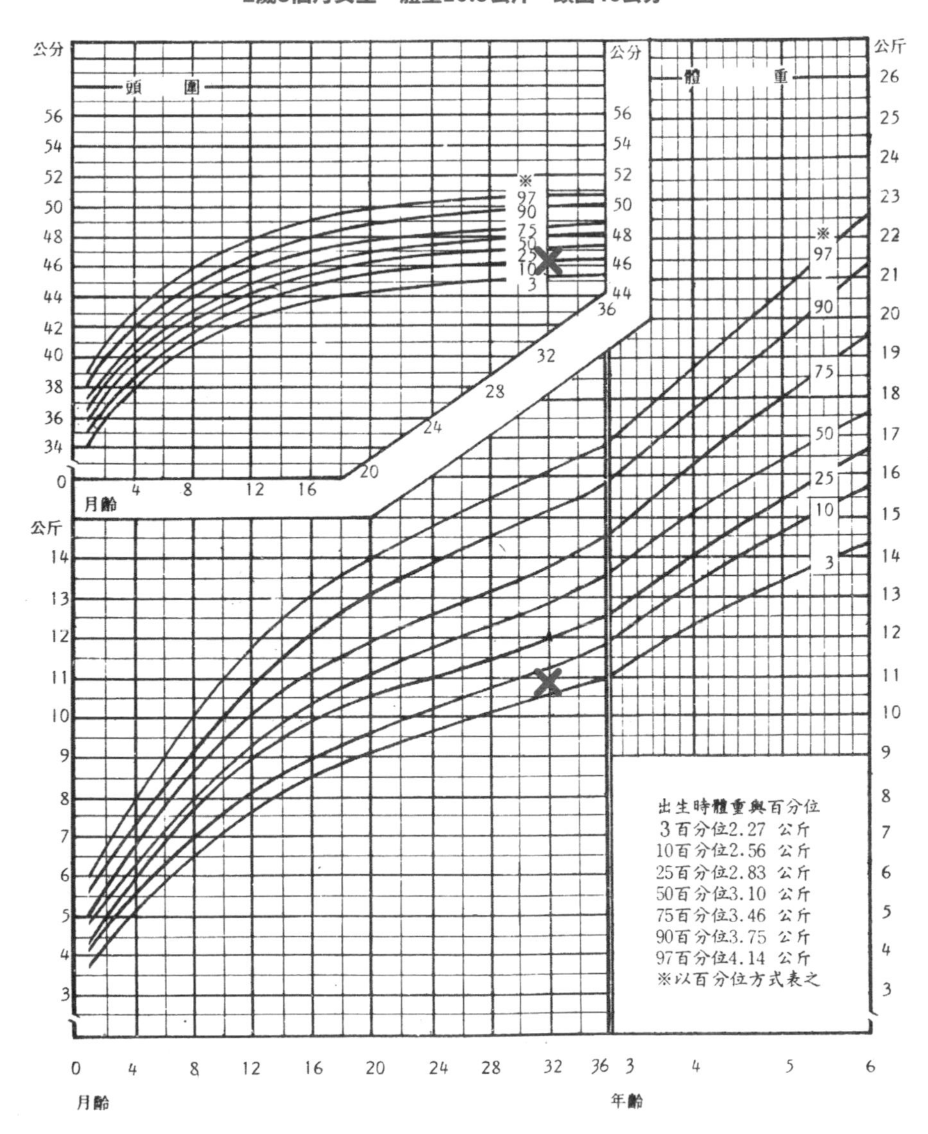

0-6歲女孩身體發育曲線表

2歲8個月女生，身高85.5公分 。

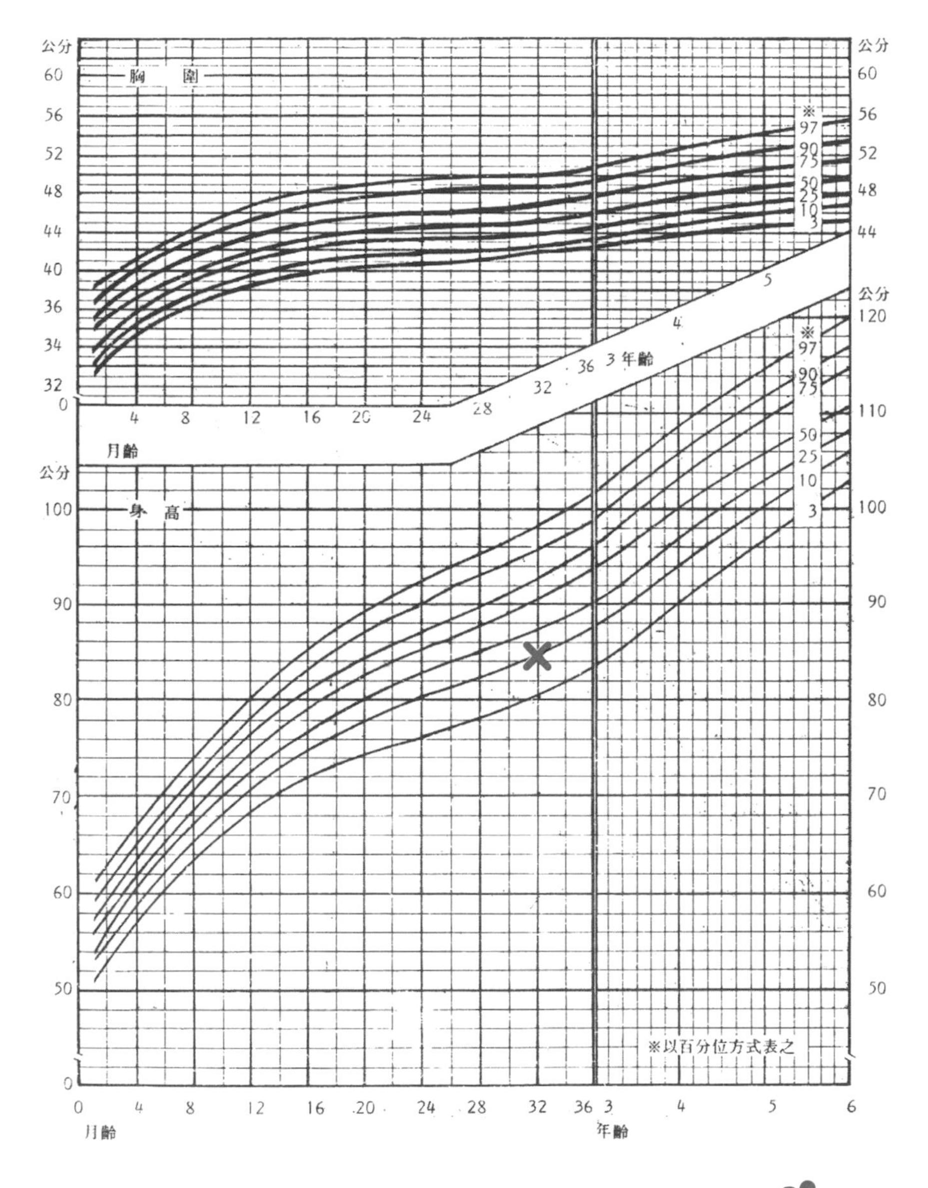

0-6歲女孩身體發育曲線表

2歲10個月女生，體重12.5公斤，頭圍48公分 。

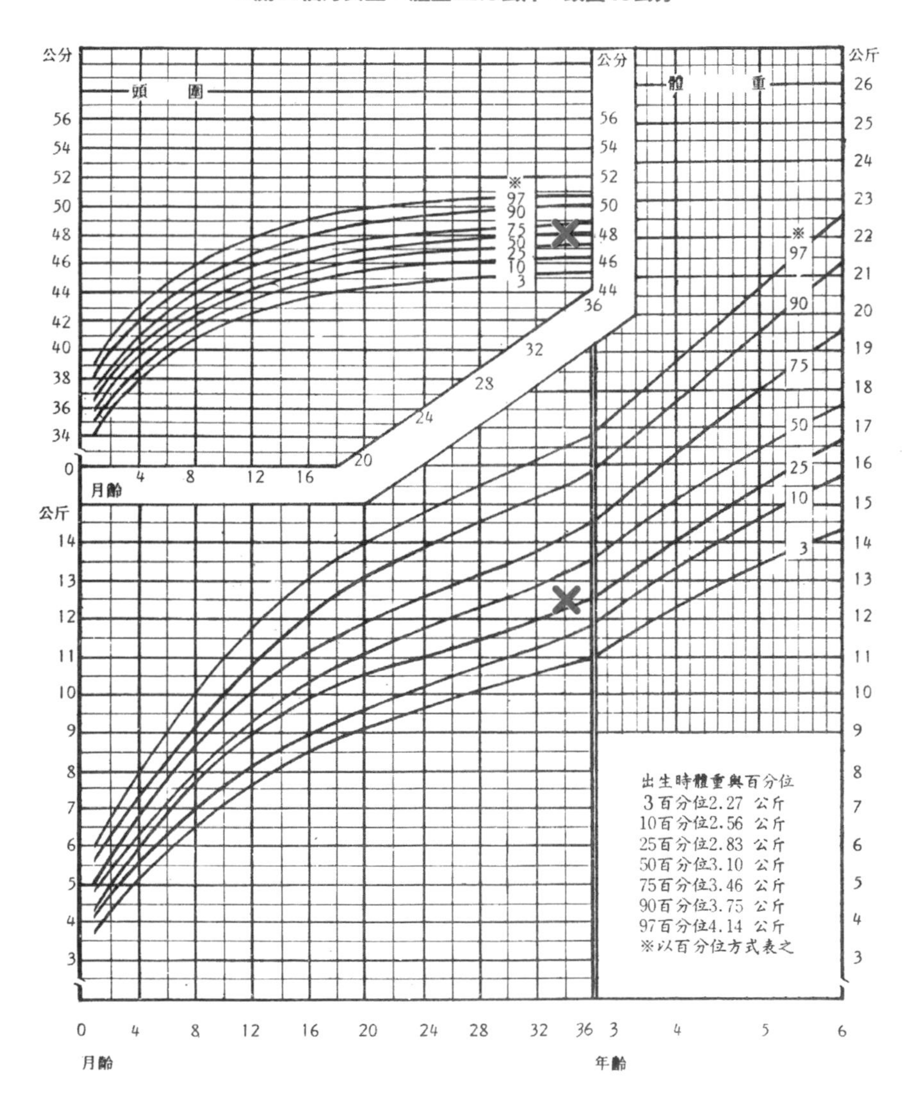

0-6歲女孩身體發育曲線表

2歲10個月女生，身高88.5公分。

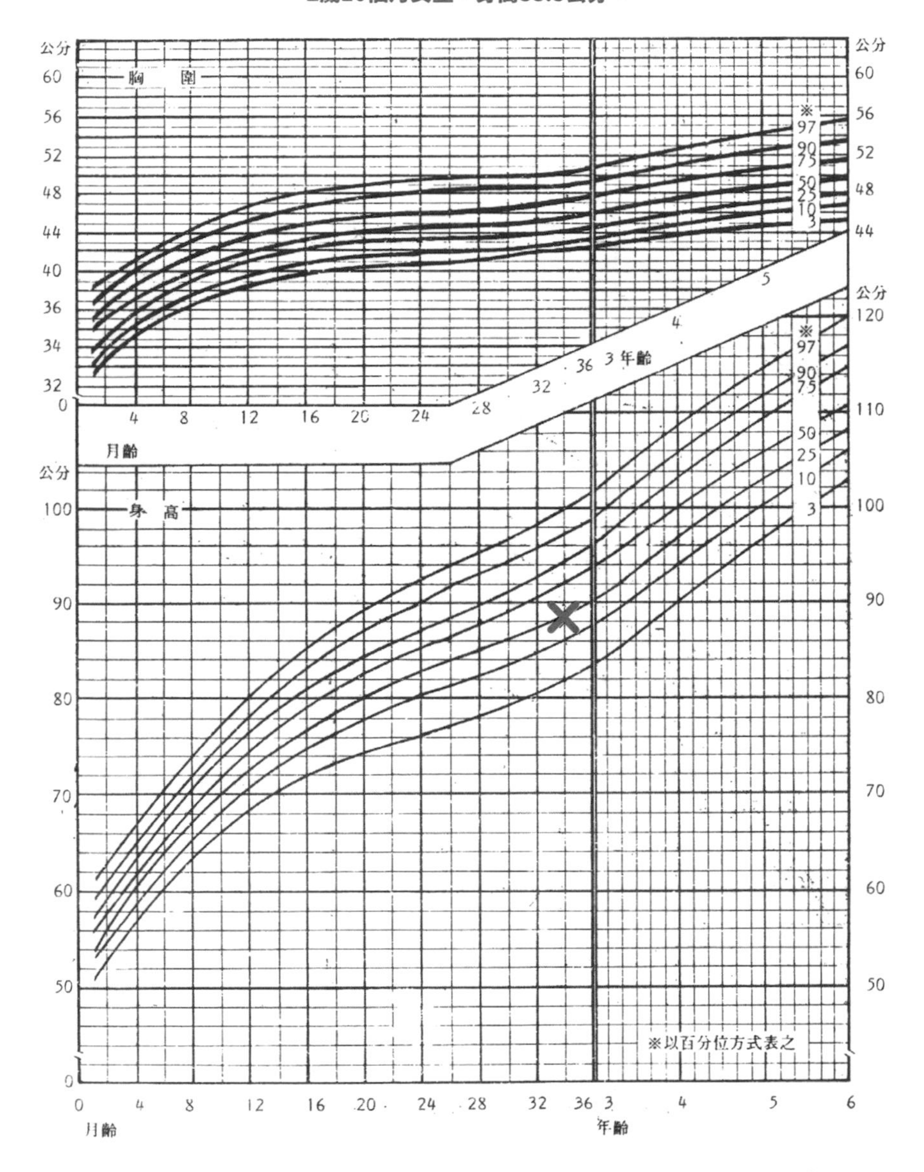

如何計算熱量需求？

小孩的成長是現在進行式，也就是合成大於分解，他們所吃的每一口食物都用來合成的，因此需要很多熱量。孩子每日的活動會消耗許多熱量，如果攝取的食物熱量少於日常所需，身體沒有足夠的能量，成長發育的情況也會每況愈下。很多爸媽以為小朋友年紀還小，需要的熱量應該不高，這是錯誤的想法。孩子所需的卡路里，也許比家長想像的高出許多。

在診間，很多媽媽都說自己的小孩已經吃很多，為何還是瘦巴巴的？其實實際計算一下，就知道孩子吃得夠不夠。想知道自己的寶貝吃得夠不夠，可以利用以下公式試算看看。

幼兒的熱量需求：

嬰兒期到三歲以內，每公斤一百大卡。隨著年齡增長，每增加三歲，每公斤減十大卡。

【案例】一名四歲、體重十八公斤的孩子，每日所需熱量為：

$100 \times 18 = 1800$大卡

$1800 - 18 \times (4 - 1) \times 10 = 1620$大卡

也就是說，一個四歲、十八公斤的小朋友，每天至少需要吃三個營養均衡、五百大卡以上的便當才夠。門診時，我都會叮嚀父母們，一定要翔實記錄孩子七天的飲食，才知道他們究竟吃了多少熱量及營養素。

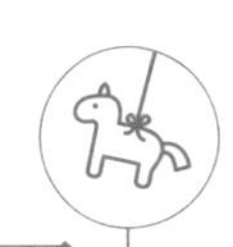

蛋白質是讓孩子長高的催化劑

生長激素可以左右人體的生長發育情況，但它並不是直接在生長板發生作用，而是需要再傳化為生長因子（IGF-1）才行。當腦下垂體分泌生長激素，它會經由血液運送到達肝臟，並且跟生長激素接受體結合，才能轉化為生長因子。生長因子的分子結構跟胰島素類似，都是屬於活性蛋白多肽物質。生長因子能夠刺激生長板的軟骨組織，使其不斷增生，因此才能持續長高。在這過程中，蛋白質扮演了舉足輕重的角色。一旦缺乏蛋白質，即使有了生長激素，骨骼及肌肉也無法合成。

蛋白質是構成身體細胞的主要成分，不管是物質代謝、調控生理功能、修補身體組織、建造肌肉等都需要蛋白質。此外，想要提升免疫力，增加體內的免疫球蛋白，更是缺少不了蛋白質。在孩子生長發育的過程中，蛋白質可說是特別重要的營養素；相反地，如果缺乏蛋白質，就像蓋房子沒有足夠的原料一樣，會影響到孩子正常的生長發育，自然就無法長高、長壯。

多元攝取含蛋白質食物

許多食物裡都含有蛋白質，大家都知道蛋白質又分為動物性及植物性，但其實蛋白質又可分為完全蛋白質、部分完全蛋白質及不完全蛋白質等種類。

蛋白質是由胺基酸所構成的，胺基酸總共有二十二種之多，其中大約有八至十種是屬於人體無法自行合成，只能從食物中獲取的

「必需胺基酸」；而其他就是可以經由自身合成，不一定要從食物中取得的「非必需胺基酸」。當我們吃進含蛋白質的食物後，經過腸胃道的消化，大分子的蛋白質會被拆解成小分子的胺基酸，並且經由小腸的吸收、血液的運送，才能被全身細胞運用。當細胞收到各種胺基酸時，會將它們重新排列組合，合成各種不同的蛋白質。因此，不同的生理活動，需要的胺基酸種類及比例也不相同。對人體而言，每一種胺基酸都缺一不可。

含有蛋白質的食物，依照含胺基酸的種類多寡，主要分為三種：

完全蛋白質（優質蛋白質）：含有百分之三十三人體所需的各種必需胺基酸，具有維持生命及促進成長發育的作用。完全蛋白質的生物價值很高，因此又稱為「優質蛋白質」。蛋類、奶類、肉類和魚類等動物性蛋白質，以及植物蛋白質中的黃豆，都是完全蛋白質。

部分不完全蛋白質：缺乏一種以上的必需胺基酸，或是某些必需胺基酸含量不是很充足，僅能維持生命，但不能提供正常生長發育所需。例如米飯、麥片、麵等穀類食物，都是屬於此類。

不完全蛋白質：缺乏某些必需胺基酸，既不能維持生命，也不能提供正常生長發育，屬於營養性較差的蛋白質，例如玉米、魚翅（動物膠蛋白）都屬於這類蛋白質。

想讓孩子長得高又壯，攝取必需胺基酸含量充足的優質蛋白質是最有用的。不過，一種食物裡除了蛋白質之外，可能還含有脂肪、維生素等其他營養素，如果為

食物	PDCASS	食物	PDCASS
牛奶	1	蛋	1
大豆蛋白（豆奶）	1	雞肉	1
鱈魚	0.96	牛肉	0.92
四季豆	0.68	花生	0.52
米飯	0.47	麥	0.42

了攝取優質蛋白質而放棄其他食物，營養素就會不夠均衡、多元。其實食物本身有互補作用，我們只要多攝取各式各樣含蛋白質的食物，就可以彌補彼此的不足。例如米類缺乏離胺酸，黃豆缺乏甲硫胺酸，如果混合食用就能解決胺基酸種類不足的問題。部分不完全蛋白質可能因缺乏一種或多種以上胺基酸，所以體內還要花點時間來湊對。雖然在合成蛋白質的過程中，效率會稍微慢一些些，但還是能截長補短，達到最好的功效。

嬰兒期需要的蛋白質比例最高，隨著年紀增長，蛋白質的需求率會稍微減少一些。幼兒每公斤體重每日約需三公克蛋白質，青少年每公斤體重每日約需兩公克，而成人則是每公斤體重每日約需一公克左右的蛋白質。

用蛋白質消化率校正之胺基酸分數評估蛋白質品質優劣

蛋白質消化率校正之胺基酸分數（Protein Digestibility Corrected Amino Score, PDCASS），可以用來評估蛋白質品質的優劣。PDCASS是以食物中蛋白質成分及含量、真正的蛋白質消化率，以及能提供的必需胺基酸為測量指標，評分值以一為最高，代表其生物利用率最高。

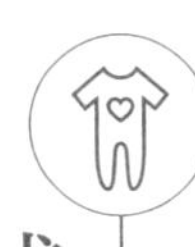

成長路上不能缺少鈣

除了蛋白質之外，鈣質也是發育中的孩子絕對不能缺少的營養素。人體中的鈣約有百分之九十九存在骨骼及牙齒中，只有百分之一存在血液及各個組織中。骨骼是身體的支架，如果骨骼的大小及密度發育良好，等於幫孩子的成長打下穩固的基礎。鈣質充足的孩子，骨架才能又穩又壯；如果鈣質攝取不足，體型當然會顯得瘦小。此外，對成長中的孩子而言，幾乎身體所有生理機能運作都需要鈣質的參與，例如神經傳導、肌肉收縮反應、內分泌系統的運作等。

根據衛生福利部國民健康署公布的一〇二年「國民營養健康狀況變遷調查」結果發現，六歲以下的幼童約六成鈣攝取不足，其他年齡層更達九成以上，尤其是十三至十八歲國中及高中生的鈣攝取近百分之百未達建議量，顯示國人鈣質攝取普遍不足。

補充鈣質，多喝牛奶

相信很多人都有這樣的經驗，總想買些鈣片或鈣粉給小孩補充鈣質。到底除了正餐之外，該不該幫孩子額外補充鈣質呢？不補的話，孩子的骨骼會不會發育得不夠好呢？

人體對鈣質的每日需求量

年齡	鈣（毫克／日）
0~6 個月	300
7~12 個月	400
1~3 歲	500
4~6 歲	600
7~9 歲	800
10~12 歲	1000
13~18 歲	1200

其實，一杯兩百五十毫升的牛奶裡，約含有兩百五十毫克的鈣質，孩子只要早、晚各喝一杯，鈣質的補充就很足夠了。其餘的部分，就交給其他的食物來補充了。

所以，每當家長們問我幾歲該幫孩子戒奶時，我的回答往往是：「永遠不用！」因為補鈣及儲存骨本是終生的課題，養成早晚喝牛奶的好習慣，不但對孩子的成長發育有幫助，對成人也是受益無窮。

喝牛奶，全脂的更好

大家經常有個迷思，以為喝牛奶就要選擇低脂或脫脂的比較健康，因為脂肪含量少，也比較不容易胖。不過二〇一六年世界衛生組織的報告指出，飲用全脂牛奶者比飲用脫脂牛奶者體重更輕，罹患糖尿病的風險也比低脂牛奶飲用者降低百分之四十六，許多人因此恍然大悟，原來全脂牛奶更健康。

我常建議家長們，要多給孩子喝成分沒有調整過的全脂牛奶，而不是經過脫脂加工的低脂或脫脂牛奶，理由很簡單，因為全脂牛奶保留了脂溶性維生素，營養較為完整。全脂牛奶雖然含有飽和性脂肪，若是適量攝取，對人體是有益的。此外，很多家長會給小朋友喝市售的調料乳，這些糖分及添加物過多的飲料，不但營養不如鮮乳，而且也容易導致肥胖問題。

飲食均衡，就能攝取足夠的鈣

除了牛奶之外，天然食物裡也藏有不少鈣質，想要補鈣，真的不必花大錢買保健食品，只要飲食均衡，就不怕缺少鈣。此外，提醒爸媽們，有些加工食品會抑制鈣的吸收，例如含磷的魚丸、貢丸或含咖啡因的飲料等，最好少讓孩子食用。

高鈣食物建議表

種類	50-100mg	101-200mg	201-500mg	500mg 以上
穀物澱粉類	綜合穀類粉、蒟蒻	糙米片隨身包、加鈣米	麥片	養生麥粉
堅果及種子類	白芝麻、杏仁粉、核桃粒	紅土花生、花生粉、蓮子、開心果	杏仁果、無花果	黑芝麻、黑芝麻粉、芝麻醬、芝麻糊、山粉圓、愛玉子
蔬菜水果類	海帶、芥菜、油菜花、甘薯葉、白鳳菜、青江菜、空心菜、菠菜、高麗菜、黑棗、葡萄乾、紅棗、芹菜、雪裡紅、桔子	紅莧菜、薄荷、九層塔、莧菜、綠豆芽、紅鳳菜、藤三七、川七、小白菜、油菜、黃秋葵、紫菜、皇宮菜	黑甜菜、芥蘭、山芹菜、洋菜	髮菜、香椿
豆類	米豆、豆腐皮、蠶豆、花豆	黑豆、黃豆、豆豉、綠豆、傳統豆腐、杏仁、紅豆、腰果	干絲、凍豆腐、黃豆	小方豆乾
魚貝類	小龍蝦、紅蟳、干貝、草魚、海鰻、白花、白海參	蝦蛄頭、牡蠣、文蛤、鹹小卷、劍蝦、蝦仁	旗魚鬆	小魚乾、蝦皮、蝦米

資料來源：衛生福利部國民健康署；每 100 克含鈣量

別在肚子餓時吃甜食

生長激素分泌最旺盛的三個時間點分別為：晚上九點到凌晨三點、運動後，以及肚子極度飢餓時。不過，仔細想想，這三個時間點其實都是肚子很餓的時候。當我們肚子餓的時候會分泌生長激素，但一吃甜食就會抑制生長激素的分泌及造成肥胖機制，作用甚至可以達到數小時之久。這是因為在空腹時喝甜飲，胰島素會立即上升，身體也會出現脂肪燃燒變少、脂肪合成吸收增加等兩種連鎖反應，後果都是讓生長激素分泌不足以及變胖，而肥胖又會讓孩子受女性荷爾蒙的影響，使骨齡超前，以致長不高。由此可知，運動後喝甜飲對長高的殺傷力有多強！除了飲料之外，包括綠豆湯、紅豆湯、調味乳、布丁等甜食，也都應禁止孩子在肚子餓或運動後食用。

在生活富裕的今日，不管是甜食或含糖飲料都是唾手可得，若小朋友天天食用，不但會影響身高，還會因攝取過多的熱量，導致身材往橫向發展。建議家長們，千萬別在飢餓時、運動後或睡前讓小朋友攝取含糖食物，才能避免抑制生長激素的分泌。

除了生長激素分泌正常之外，還需營造好的環境才能發揮出最好的作用。因為均衡正確的營養、早睡及睡眠充足，再加上適時運動，具有相輔相乘的功效。

換言之，每個小朋友都應該多攝取含優質蛋白質的食物，早早上床睡覺；白天或假日時多運動，並且謹守運動後不喝飲料或吃甜食的規定，而改以牛奶或水煮蛋來取代。我相信大部分的孩子只要做到以上幾點，身高的問題就能獲得改善。

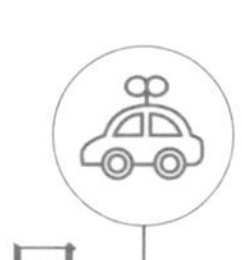

早睡早起，頭好壯壯

腦下垂體分泌的生長激素是促進孩子發育的重要因素，它們能讓骨骼不斷增長。換言之，只要生長激素分泌旺盛，小朋友就可以長得又高又壯；如果生長激素分泌不夠，孩子身材就會較為矮小。

家長們一定都很關心如何讓孩子生長激素分泌多一些？其實方法很簡單，就是讓小孩每天早早上床睡覺。根據醫學研究，生長激素白天分泌的量較少，夜晚睡眠時是分泌的旺盛時期，尤其晚上九點到凌晨三點這段時間更是高峰期，因此想要長得高的小朋友，一定要在九點前上床睡覺才行。

生長激素的分泌之所以會有量多、量少的差異，跟體內分泌另一種激素——褪黑激素有關。褪黑激素掌握人體的睡眠狀況，當褪黑激素分泌旺盛時，身體就會感覺到睡意，並且進入深層睡眠，此時血糖會逐漸降低，生長激素的分泌就會上升。因此讓孩子九點前上床，並且睡得又香又甜，才能促進身高發展。

建議家長們，不管孩子的課業多麼繁重，想要長得高，一定要在晚上九點前把他們全部趕上床。在門診時，我常勸家長要讓孩子早點睡，但得到的回應常

各年齡層的睡眠時數

年齡層	睡眠時數
0~3 個月新生兒	約 14~17 小時
4 ～ 11 個月嬰兒	約 15 小時
1~2 歲幼兒	約 12~15 小時
3~5 歲學齡前兒童	約 10 ～ 13 小時
6~13 歲學齡兒童	約 9 ～ 11 小時
14~17 歲青少年	約 8~10 小時
18~25 歲年輕人	約 7~9 小時
26~64 歲成人	約 7~9 小時
65 歲以上老人	約 7~8 小時

資料來源 ：美國國家睡眠基金會

常是：「孩子晚上要去補習，回到家都很晚了，要洗澡、吃東西，還要溫習功課，怎麼可能那麼早睡？」

有了足夠的睡眠才有利於孩子的成長發育，為了補習、學東西而剝奪孩子寶貴的睡覺時間，就如同剝奪了孩子的成長空間。若因此對孩子的身高造成不利的影響，這也不是家長樂見的。如果真的無法早睡，只能退而求其次，利用假日時多運動。此外，不要讓孩子吃零食、甜點，經常有餓的感覺，成長激素才會分泌出來。

營造良好的睡眠環境

父母的日常生活作息不正常，也會連帶影響孩子睡眠品質及狀況。很多小朋友普遍有晚睡的情況，如果父母親都需要上班，孩子也得早起上幼稚園，算一算，其實孩子的睡眠時數都不太夠。有些家長會跟我抱怨，晚上要讓孩子早睡真的好難，經常哄了半天，孩子的精神還是好得不得了！其實良好的睡眠習慣是需要培養的，除了定時上床之外，睡眠情緒及環境的營造也很重要。

如果父母規定孩子要早早上床，自己卻在客廳看電視或滑手機，孩子怎麼可能乖乖聽話去睡呢？因此我都會提醒家長們，一定要幫孩子營造適合入睡的氛圍才行。除了要求他們在九點前上床之外，最好也要「陪睡」。對忙碌的上班族來說，晚上九點前陪著孩子一起入睡不是件容易的事，爸媽們可以在孩子睡著後再起身忙自己原本要做的事。

此外，平穩的情緒才能幫助睡眠，建議家長們在睡前別讓孩子觀看過於刺激的電視節目，否則情緒容易太激動，就更難入眠了。

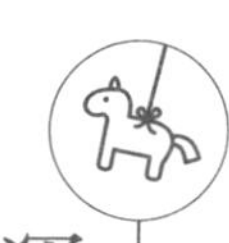

運動能刺激生長激素分泌

生長激素除了在入睡後會出現分泌的高峰期之外，運動過後也是濃度增加的時候。根據美國ＦＤＡ研究指出，運動是刺激長高最有效的方法，原因就是運動會刺激生長激素分泌，達到長高的效果。讓孩子養成固定運動的習慣，例如跳高、跳繩等，都可以加快成長的速度，比吃什麼保健產品都有效。不過，運動過後孩子可能會因為口渴而喝冰涼的飲料，因為甜食會抑制生長激素分泌，如果辛苦運動了半天，卻因一罐飲料而讓努力的汗水白流，那可是得不償失！

跳繩是CP值最高的運動

常有家長抱怨，孩子每天連睡覺的時間都不夠，怎麼會有時間運動呢？這時我都會建議他們不妨利用念書念得很累的空檔，跳繩十分鐘。

跳繩往上跳的動作，可增加重力訓練，幫助肌肉增強，因此更能支撐日漸長大的骨頭。對於長高而言，跳繩可說是CP值最高的運動，況且每天跳個十分鐘、二十分鐘，積少成多，也有不錯的效果。

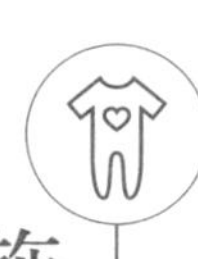

施打生長激素是否可以治療生長遲緩？

「醫生，我各種方式都試過、也努力過了，小朋友的成長還是沒有顯著的進展，該怎麼辦？」這是很多家長共同的心聲。之前提到有些SGA的小朋友兩歲就要開始進入正常點，生長的情況必須慢慢趕上來，而通常醫師也會先追蹤到四歲。

目前歐盟的規定是到了四歲之後，經過醫師評估檢查，若無法長到遺傳身高的機率很高，且合併生長激素缺乏或作用不良，此時就可能需要施打生長激素。當然，除了醫療的幫助之外，如果沒有做到營養、睡眠及運動三大課題，效用還是不大。

施打生長激素是很嚴謹的課題，一定是經過非常審慎的評估後才會進行。醫師在評估小朋友本身生長激素分泌的情況不理想後，例如分泌的品質及量皆比正常小朋友差，就會考慮施打生長激素。因為ＳＧＡ的小朋友有四分之一無法達到成人正常身高，經檢查後發現是生長激素作用點不良（不敏感）的問題所造成的。

因此，原本就屬於先天不良的族群，若後天的生長激素又分泌不足，就需要評估施打的必要性。但如果評估後發現只是身高稍微有點矮小，生長激素分泌也還算正常，就不用急著治療。

檢測生長激素須住院兩天

生長激素分泌特別旺盛的時間點分別是晚上九點到凌晨三點的睡眠時間，另外就是運動過後，以及肚子餓的時候。醫學上評估小朋友的生長激素分泌情況必需在非常謹慎的狀況下才能進行，由於睡覺時間都是在晚上，無法到醫院進行評估，而運動過後身體一定是又累又喘，這種狀況也不適合抽血。此外，肚子餓的情況又不夠客觀，每個人的差異性很大，因此也不夠準確。若需評估生長激素分泌的情況，會請小朋友來醫院住院兩天，以口服或注射藥物來模擬小朋友低血糖的狀況，以檢查生長激素分泌的情況。

通常會要求孩子過了晚上十二點就不能再進食，隔天早上八點空腹時施打胰島素，讓血糖變低。胰島素施打的劑量是按照每個小朋友的體重計算而來，以精準模擬小朋友肚子餓的情況。在這樣的狀況下測量生長激素生泌的狀況，才會更為準確。

由於生長激素並不是每分每秒皆分泌，通常是三十分鐘才出來一次，因此正確做法應該是剛住院、還未施打胰島素前，先抽血檢驗血糖及生長激素的濃度；打了胰島素之後，讓血糖降至正常值一半，之後每隔三十分鐘再抽血檢驗一次，總共驗五次血。檢測時由於是低血糖的狀況，有些小朋友會出現冒冷汗或頭暈等狀況，這是正常的生理反應；大約三十分鐘左右，胰島素的作用逐漸消退後，身體就會恢復正常，爸爸媽媽們不用太過操心。第二天則是先口服降血壓藥，之後一樣抽五次血，以檢測生長激素的最高值在哪裡。

檢測報告出來後，若生長激素最高值小於七，才可確診為生長激素不足的生長遲緩，符合條件者就可向健保局提出治療申請（註：生長激素缺乏者還需符合其他條件，如年成長率小於四公分、骨齡小於實際年齡兩歲、身高低於第三個百分位）。有些檢測單位不夠嚴謹，例如沒有讓小朋友住院，而是以隨機的方式抽檢，這種情況很可能造成生長激素皆不足的假象，也造成家長的恐慌。

生長激素治療條件

目前健保給付生長激素的對象為經診斷為生長激素缺乏、透納氏症（染色體異常）、小胖威利症（Prader-Willi syndrome）等三個族群。評估生長激素是否缺乏的條件相當嚴格，除了抽血檢驗確認生長激素不足外，同時還必須具備生長曲線低於三個百分位、一年長不到四公分、X光檢測骨齡低於實際年齡兩歲。若已經接受生長激素治療的小朋友，第一年生長速率要比治療前增加至少三公分，第二年才會繼續給付。也就是說，治療前原本一年長高三・八公分的小朋友，施打生長激素後必須一年長高六・八公分，隔年才能繼續申請健保治付。

很多疑似生長遲緩的小朋友，因為條件處於邊緣地帶，例如生長激素最高值介於七到十，可能無法符合健保的規定，此時才需考慮自費施打的可能性。但是對於ＳＧＡ的孩子，也就是之前在媽媽肚子裡就發育不良的族群，若是有生長激素作用點不良的情況，也可以在專科醫師評估下，考慮注射生長激素來改善發育情況。

生長激素有副作用嗎？

生長激素都是基因工程合成的，而且是模擬人類生長激素的分泌時間點施打，也就是每天晚上睡前施打。有些家長則擔心是否會有副作用或後遺症產生。生長激素是於一九八五年模擬人類生長激素的結構，利用ＤＮＡ合成的藥劑，治療生長遲緩情況已經有二十多年的歷史了。目前在文獻裡看到施打之後的併發症並不嚴重，除了長得比較快的孩子可能會出現脊椎側彎之外，少數孩子會有血糖過高的輕微副作用，只要持續追蹤血糖的狀況，對施打者來說並不會產生太大的影響。

長高還是要靠自己努力

儘管如此，生長激素並非長高的萬靈丹，不是每個小朋友都需要施打才能拿到理想的身高。如同我一再強調的，做到均衡確實的營養、九點前上床睡覺、多運動，以及空腹或運動後不喝甜飲、不吃甜食，才是長高的不二法門。相反地，如果施打生長激素後，自己卻沒有好好努力，沒有做到以上幾點，生長激素也無法發揮作用，對於長高這件事還是徒勞無功。

PART 3

你家小孩性早熟嗎？

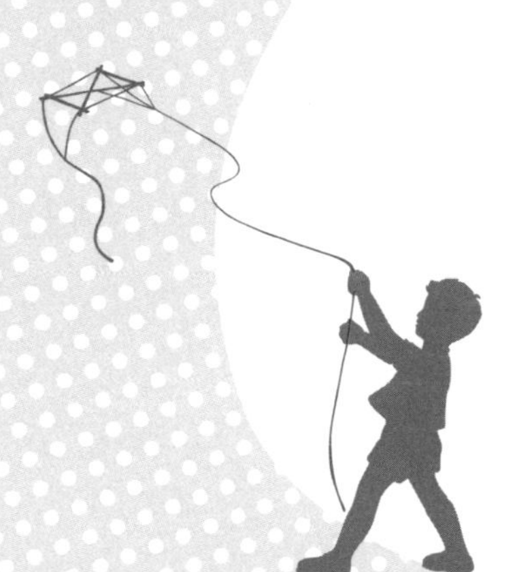

現在大家都很關注性早熟的問題，我從門診的孩子身上都可以觀察到這個現象非常普遍。

的確，現在的小朋友性早熟的機率愈來愈高，但只有一小部分家長發現孩子出現第二性徵時會顯得驚慌失措，擔心孩子的發育及心理受到影響，大部分父母都以為這是正常現象，常不以為意。有時我到國小幫學生健檢時，發現孩子有性早熟的現象，例如乳房提早發育時，通常都會填單給老師，請他們轉告家長，帶孩子前來就醫。不過，很多家長一聽到孩子有「性早熟」，會表現出抗拒或不相信的態度，有些還會認為孩子被評斷為性早熟太過嚴重。其實性早熟只是一個警訊，表示孩子的發育速度衝得太快了，但是如果沒有認真看待性早熟這件事，放任孩子順其自然地發展，損失的將會是他們原本應該擁有的身高。

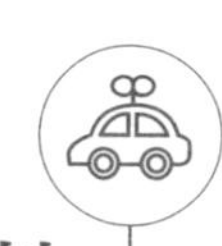

性早熟使孩子提早發育，容易損失身高

第二性徵的發育跟內分泌及荷爾蒙息息相關，當孩子體內的女性荷爾蒙分泌過多時，會刺激生長板提早關閉。在前面的章節裡有提到，影響身高的因素在媽媽肚子裡就已經占了百分之二十五，剩下的百分之七十五才是我們能把握的。但是，決定這百分之七十五的因素包括了軟骨的發育及女性荷爾蒙，就如同天秤的兩端一般，只要一方分量增加，另一方就會下降。因此，若是孩子體內的女性荷爾蒙增多，軟骨的分化作用就會減少，對長高會產生不利的影響。

換言之，性早熟的孩子等於是提早發育，提早進入青春期，因此骨齡會比別人增加得更快，生長板密合的時間也會提前。

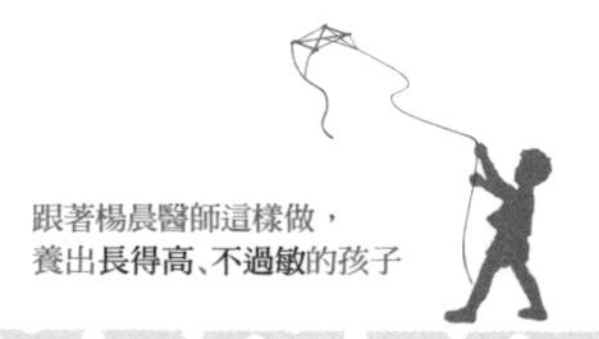

醫學上對於性早熟有很嚴謹的定義，通常必須具備三個條件：一，女生八歲以前或男生九歲出現第二性徵發育（通常女生是乳房，男生是睪丸發育）；二，骨齡比實際年齡超前兩年以上；三，體內的荷爾蒙超過標準值。

當小朋友出現以上三種情況時，醫師會先根據病人情況，安排腹部超音波及核磁共振等檢查，以區分是中樞性性早熟或周邊性性早熟。

中樞性性早熟：屬於真性性早熟，因下視丘腦下垂體性腺系統提早被活化所致，造成性腺提早成熟及第二性徵提早發育。

周邊性性早熟：又稱為假性性早熟，可能是因子宮或卵巢腫瘤、先天性腎上腺增生或外來的性荷爾蒙造成的。假性性早熟的孩子下視丘腦下垂體性腺系統並未被啟動，只是有第二性徵出現，只要排除致病原因，性早熟的情況就會改善。

根據醫學研究報告顯示，男、女生性早熟比例為一比十，而且女孩性早熟多為不明原因的中樞性性早熟。當中樞神經的下視丘及腦下垂體不斷遭受刺激而分泌荷爾蒙，就會使男孩睪丸或女孩卵巢分別分泌睪固酮及雌激素，因而出現第二性徵。

孩童性早熟比例增高

現代小朋友因飲食習慣及受到塑化劑及環境荷爾蒙的影響，性早熟的比例大為增加。不過由於家長錯判這個問題，造成孩子錯失長高的黃金時間。

身高跟遺傳有關，如果父母親本來身高就不算好，下一代的身高也不可能長得太高。例如原本遺傳潛力身高預估為一百五十公分左右的女孩，如果有性早熟的現象，將來身高就會比別人矮上許多。因此我認為，原本身高就先天不足的小朋友，父母更應該多幫他們注意是否有性早熟的跡象。可惜的是，很多身高不高的父母，認為小孩長得比別人矮是合理的，或誤以為孩子年紀還小，將來還有長高的可能性，這個錯誤觀念讓孩子們失去了補救的機會。

以目前小朋友成長發育的情況來看，真正影響身高的兩大原因是肥胖及性早熟；而性早熟的小朋友，就是在前面章節提到的「小時候高不是高」的族群。要知道，性早熟的孩子骨齡至少超前兩、三歲以上；換言之，他們少了兩、三年成長的空間，若以一年少長五、六公分來計算，可說是損失慘重。

環境荷爾蒙造成性早熟

數十年前的農業社會，孩子的發育都是按部就班，鮮少聽到性早熟的現象；但近年來小朋友性早熟的現象卻變得十分普遍。這是因為生活型態改變，例如孩子不愛運動、攝取精緻速食，再加上環境荷爾蒙大量增加所致。

環境荷爾蒙又稱為「內分泌干擾素」，其結構和女性荷爾蒙相似，進入人體後會發揮類似荷爾蒙的作用。在我們的環境中存在不少環境荷爾蒙，一九九八年日本環境廳公布含環境荷爾蒙的七十多種物質，包括了塑膠中的塑化劑、界面活性劑或農藥（殺蟲劑、除草劑）等。環境荷爾蒙就像女性荷爾蒙一樣，除了會讓孩子性早熟，也會刺激生長板使其閉合，造成長不高的困擾。

塑化劑：想必大家對塑化劑一定不陌生，舉凡塑膠製品裡都含有塑化劑，例如小朋友的雨衣、玩具、地墊、塑膠桌巾、保鮮膜等。這些材質較為柔軟的塑膠用品因為添加了可塑劑，所以易溶出塑化劑，應避免讓孩子放進嘴裡，或接觸後必須洗手才能吃東西。

農藥：除草劑、殺蟲劑、殺菌劑等農藥含有環境荷爾蒙，如果散布於環境中，透過食物鏈再回到人類體內，會造成模擬體內天然荷爾蒙的作用。暴露過量的話，甚至會造成對人體健康的危害。

女性荷爾蒙是性早熟的天敵

前面提及，真正影響身高的是肥胖及性早熟，這兩者都跟女性荷爾蒙息息相關。通常這些孩子現在的身高都比同年齡的小孩高，以致讓家長認為小孩還會繼續長高。其實，這是錯誤的觀念。

一個性早熟的孩子，不管男生或女生，最大的天敵就是女性荷爾蒙。女性荷爾蒙會貯存在肥胖細胞裡，因此肥胖的孩子身體裡的女性荷爾蒙較多。這也是為什麼肥胖及正值青春期發育的男生易有男性女乳症的原因。女性荷爾蒙一旦過多就會刺激生長板，使其提早關閉。想要避免性早熟，首先一定要有正確均衡的飲食，才不會造成不健康肥胖的情況；而想控制好孩子的體重，最好的方法是從飲食及運動兩方面雙管齊下。

肥胖會造成性早熟

肥胖是很容易會被忽略的問題，因為大部分家長都以為孩子的身高看起來沒問題，只是稍微胖一些而已，卻不知肥胖會造成女性荷爾蒙增加，導致骨齡超前，最後讓身高損失。

當小朋友的外表發育不如人時，比較有警覺心的父母可能開始察覺到不對勁，但孩子過高或過胖的問題卻往往被忽略。當孩子的生長曲線超過正常範圍（百分之九十七以上），爸爸媽媽可能以為小朋友只是長得比較高、比較壯一些，甚至會為孩子長得比別人好而沾沾自喜，其實這很可能是性早熟的徵兆。性早熟的孩子們體內性荷爾蒙

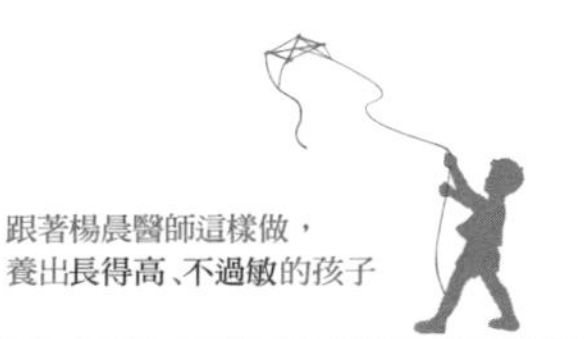

會增加，荷爾蒙又會刺激生長板，導致提早閉合。換言之，長得特別高的小朋友，很有可能只是發育早別人一步，但生長停滯時間也比同齡的小孩早。長得比較胖的小朋友，通常身高會比同年齡高，是因為女性荷爾蒙會儲存在肥胖細胞裡，造成性早熟，使其骨齡超前。

提醒家長們，若女生八歲前乳房出現發育狀況，一定要帶孩子到醫院詳細檢查。此外，一般小朋友在十二歲以前，每年約長高六到七公分，若孩子半年內（一學期）突然飆高五、六公分以上，表示可能提前進入青春期，身高才會突飛猛進，不妨請醫師檢查一下比較安心。

女生性早熟較明顯可見

很多人都覺得女生容易性早熟，男生好像比較少有這樣的困擾。從國外的研究統計結果顯示，女孩性早熟的比例是男孩的十倍之多。由於女生比男生提早兩年發育，加上只要衣服穿得薄一些，胸部提早發育的情況很容易會被發現；而男孩除了晚兩年發育之外，睪丸發育的情形往往會被忽略。一般而言，女生性早熟百分之八十到九十是不明原因造成的，而男生百

女孩的正常生理發育

乳房發育（10-11 歲）

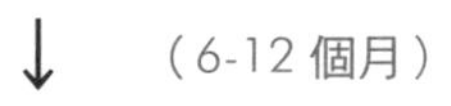

陰毛出現

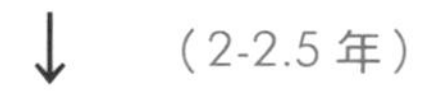

初經　（12-14 歲）

男孩的正常生理發育

睪丸的體積及長度增加

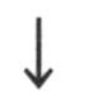

陰囊變薄

陰囊變顏色
陰莖變大

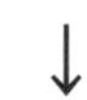

陰毛出現

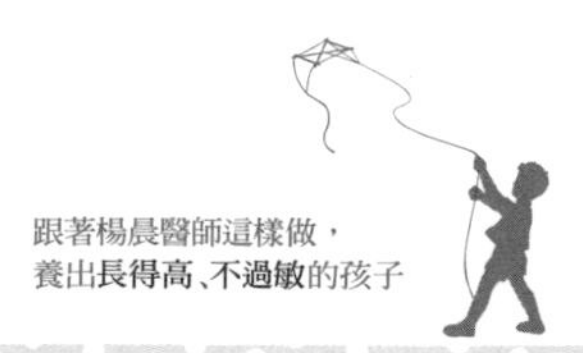

分之七十五的性早熟是源於腦部病變，因此不能掉以輕心。

男生的睪丸未發育時，一般只有一到三毫升大小；開始進入青春期之後，睪丸就會開始變大，因此當體積達到四毫升，表示男生已經開始進入青春期前期了。不過由於睪丸的發育不易觀察，因此男孩會被注意到第二性徵，通常已經是變聲時期，在性早熟的治療上算是有點慢了。其實性早熟並非女孩的專利，提醒家長們，雖然睪丸發育的情況不易被觀察到，但如果擔憂

睪丸發育對照表

用來測量睪丸大小，並且追蹤男孩的性發育狀況。

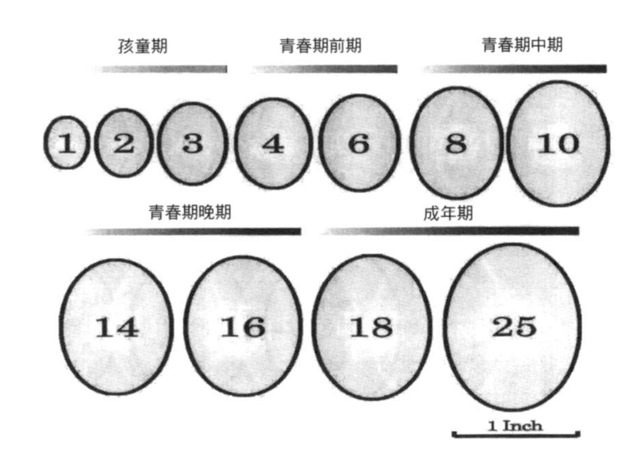

家中男孩有性早熟的現象，不妨仔細觀察他們的身高有沒有一下子成長太快的情況。

從臨床觀察顯示，女生開始來月經後，差不多兩年內就不會再長高，而男生變聲後也差不多只剩兩年的長高時間。這是指骨齡跟實際年紀相等的狀況，如果孩子有性早熟的現象，能夠繼續長高的時間就更短了。一般而言，性早熟的孩子骨齡都比實際年紀大上一至兩歲。若小女生在十二歲時來月經，但骨齡已有十三歲，到骨齡十四歲閉合前就只有一年的時間可以長高。有些性早熟更嚴重的女生，可能十歲就來月經，骨齡已有十三歲，但身高只有一百三十公分，此時當務之急是延緩骨齡，才能延長長高的時間。但如果家長的常識不足，誤以為每個人都可以長到十四歲，認為孩子還有四年的時間可以長高，這樣錯誤的觀念可能耽誤了孩子長高的時機，造成終身的遺憾。

目前國小都有校護定時幫孩子量身高體重，並且注意他們的發

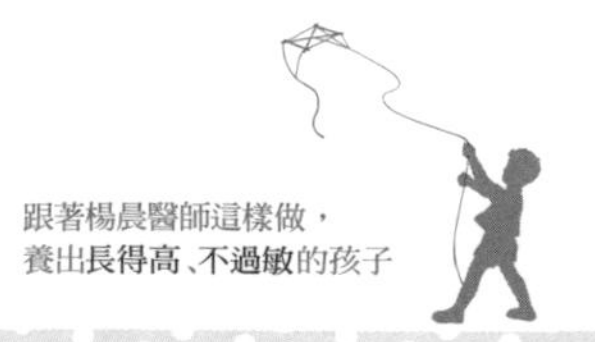

育情況，如果發現小朋友們有提早出現第二性徵的情況，都會轉介到門診來。臨床上，我曾碰到國小一、二年級，甚至幼稚園就有乳房發育的小女生，而最多的情況是不到十歲就來月經，同時骨齡也超過三歲以上。一般中樞性的性早熟除了骨齡超前、長不高之外，對身體並不會有其他不好的影響。不過由於性早熟的小朋友，生長板會提早關閉，當第二性徵開始出現時，如果身高還沒長到可接受的範圍，就必須想辦法延緩骨齡，以增加長高的時間。

成長的黃金年齡

我們常聽到「要掌握孩子成長的黃金年齡」，到底什麼是黃金年齡呢？正常來說，女孩月經來臨前兩年，男生變聲前兩年是發育最快速的黃金時期。不過隨著生活環境愈來愈變得複雜，這樣的說法早已不適用。以前的孩子發育情況不但正常，時間點也不會相差太多，女孩幾乎都是十三歲來月經，男生都是十五歲變聲，但這樣的準則現在已經不適用了。如果家長們還停留在舊有的觀念裡，可能會因誤判孩子生長發育的時間，錯失黃金關鍵時期。以學理來說，女生十一歲、男生十三歲是長得最快的時候，但現在小朋友性早熟的情況非常普遍，我認為與其把握孩子生長的黃金時間，不如提早預防小女生八歲以前乳房開始發育，或小男生九歲以前出現第二性徵（睪丸先長大），才能避免生長板提早關閉，讓長高的大門被關上。

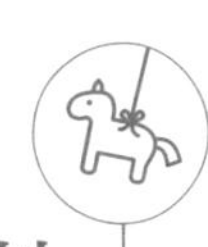

性早熟會影響孩子的心理狀況

性早熟的小朋友等於是提早進入青春期，可能開始出現叛逆的行為，若家長們沒有正確的知識，容易引發彼此的衝突，進而影響親子關係。此外，性早熟的孩子的心理發展也比一般小孩更為成熟，爸爸媽媽應多留意其心理狀況。

試想，一個八歲的小朋友出現第二性徵，例如乳房提早發育，除了自己無法適應之外，更可能會因同儕投來異樣的眼光而感到不自在。性早熟的孩子對於其他人的想法往往很在意，也更多愁善感。在國外，大人們對於外表提早發育的小朋友會特別關心，擔心他們覺得自己跟別人不同而自卑，因此更注重性早熟小朋友的心理建設。

性早熟的小女孩雖然擁有成人的體態，卻還沒有保護自己的能力，所以父母親要對性早熟的女孩特別的保護及關心。

性早熟的孩子還可能因為心理偏差而出現成績退步、對活動缺乏興趣或感到沮喪、不安等狀況，家長可多跟孩子溝通，讓他們了解自己身體的變化，以及所面對的狀況，幫助他們建立自信心及自尊心，更有助於成長之路。

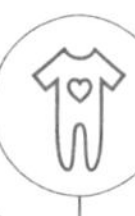

治療性早熟，首先要預防骨齡繼續增長

在醫學上要確認一個孩子是否有性早熟現象，可以抽驗血液中的荷爾蒙指數是否超標來判定生長情況。人體內的荷爾蒙不是隨時分泌出來的，因此需先注射黃體素釋出素（ＬＨＲＨ），才能模擬腦下垂體分泌荷爾蒙的情況。所以在施打前會先驗一次血，檢驗體內荷爾蒙的濃度，之後每三十分鐘再驗一次，以找出荷爾蒙的最高反應值。若黃體素出現大於十，則符合性早熟的診斷。

例如，有個小朋友的驗血後的荷爾蒙最高反應值如下頁表，因為出現超過十的情況，就可判定他有性早熟的狀況。

事實上，除了病理性的性早熟需特別治療之外，一般性早熟對身體沒有任何負面影響，理論上是可以不用治療。但是性早熟會導致生長板關閉，影響身高，對於不夠理想的孩子，還是有治療的必要性。

有些家長會擔心或質疑，治療性早熟會不會對身體產生不好的影響？甚至造成將來不孕？通常我會跟爸爸媽媽們解釋，雖然身高很重要，會影響一輩子的外觀，但如果為了長高而讓身體產生太嚴重的副作用，其實是得不償失的。如果孩子經醫師評估後，覺得有治療的必要性，其實還是能夠讓小朋友長到正常身高。治療方法很簡單，就是讓骨齡延緩；換言之，女性月經延後報到，男生減少體內荷爾蒙。不過大部分家長都有一個迷思，以為只要接受治療，自然就能長高；其實治療只是幫忙延緩骨齡，身高還是要靠自

黃體素釋出素（LHRH）反映值

	0 分鐘	30 分鐘	60 分鐘	90 分鐘	120 分鐘
最高反應值	2	15	10	9	7.5

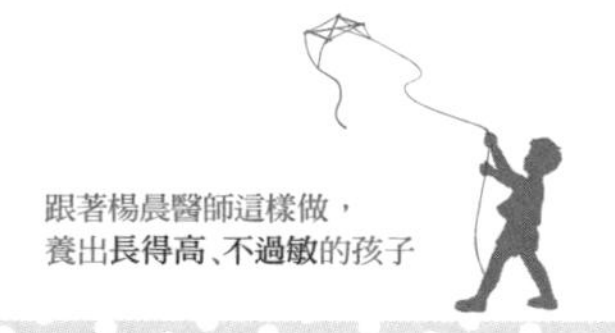

己的努力才行。因此，還是需要做到我經常耳提面命宣導的「長高四部曲」觀念：「正確均衡的營養、早睡、多運動，以及運動後不喝飲料或吃甜食」才行。

性早熟愈早治療愈好

女生骨齡十四歲、男生骨齡十六歲時生長板就會關閉，因此性早熟的孩子越早治療，搶救回來的生長空間越大。若是等到生長板完全閉合，就已經錯過治療期，想要再長高是完全不可能的。不過很可惜的是，當家長發現孩子身體狀況有異時，通常骨齡都已超齡太多，補救的可能性相對也跟著減少了。

一般而言，性早熟的輔助治療包括了以下幾點：

1. **早睡**：因生長激素分泌高峰點在熟睡期，因此最好晚上九點就上床（生長激素分泌期是晚上九點至凌晨三點）。

2. **每天運動三十至四十分鐘：**運動有助生長激素分泌，並且作用於骨頭，對於長高很有幫助。

3. **減少油脂攝取及禁喝含糖飲料：**女性荷爾蒙隱藏在脂肪裡，少碰含油脂及含糖的食物，多吃含鈣食物，如牛奶、綠色蔬菜等。

4. **每三個月固定追蹤一次身高體重。**

5. **每六至十二個月追蹤骨齡一次。**

在我的門診案例裡，有一名九歲八個月就來月經的小女孩，當時她的身高一百四十二・四公分，體重則是三十九公斤。先不管骨齡大小，以九歲八個月的女生而言，身高的生長曲線是落在百分之九十，看起來好像很好，但一照骨齡已經有十二到十三歲，整整超前

6-18歲女生身高生長曲線表

父168公分，母157公分，潛力身高157公分。
9歲8個月女孩身高142.4公分，體重39公斤，骨齡12-13歲。

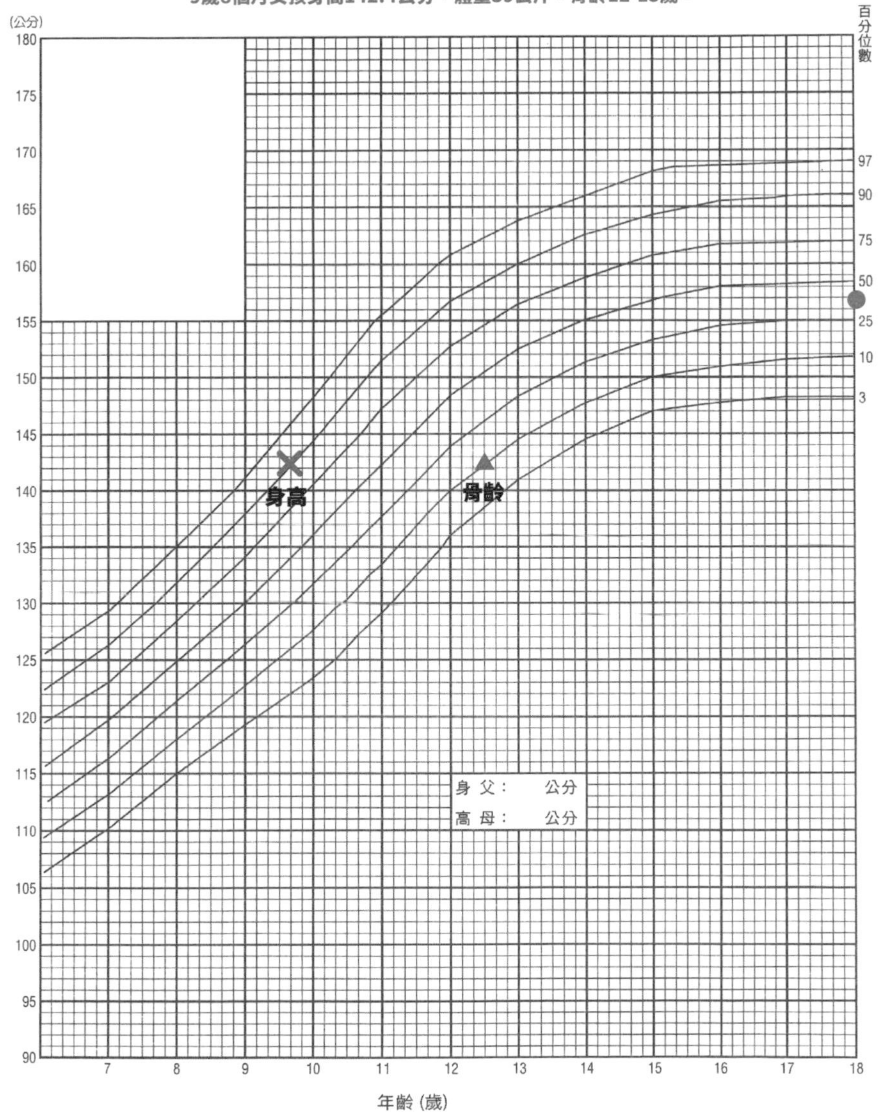

了三、四年左右。

我問過她父母親的身高，並且計算了一下身高潛力後發現，原本這位小女孩要長到一百五十六公分是輕而易舉的事，但由於發覺得太晚，小女生骨齡只剩一年就要關閉了。因此我能做的治療是先控制她的骨齡不要再增加。

由於她的月經已經來報到，能幫助這個孩子爭取到的成長空間還是有限。經過兩年多的治療，小女孩的身高已到一百五十公分，經評估骨齡還有成長空間，可以結束治療。

肥胖讓性早熟治療效果不彰

在性早熟的治療上，除了醫師的處方之外，家長及孩子也要努力配合才會看見成效。

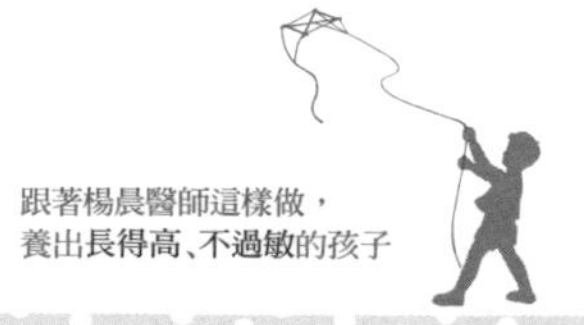

來我的門診的患者中，有位男孩令我印象十分深刻。家長帶他來求診時，他十一歲十個月大，身高一百三十六・九公分，體重四十七公斤，骨齡約十一歲到十一歲半左右。如果從骨齡來看，男孩的情況很正常，但問題卻潛藏在體重裡。很明顯地，在同齡的男孩裡，他的身高太矮，但體重卻過重。在前面的章節中提過，女性荷爾蒙會隱藏在脂肪裡，造成生長板提早關閉，我算了男孩的爸媽給的潛力身高，差不多是一百六十八・五公分，要達到這個理想並不難。可惜的是，男孩在追蹤的過程中並沒有乖乖地配合，除了不愛運動之外，飲食上也沒有控制，因此在治療的過程中體重一路飆升，但身高成長的速度卻遠遠追不上。四年後生長板閉合時，男孩身高也只有一百五十八・八公分而已。

這個男孩原本有改善身高的空間，但卻沒有好好地努力配合扳回一城，讓我覺得相當遺憾。

6-18歲男生身高生長曲線表

父174公分，母153公分，男孩潛力身高168.5公分。
男孩11歲10個月136.9公分，體重47公斤，骨齡11-11.5歲。

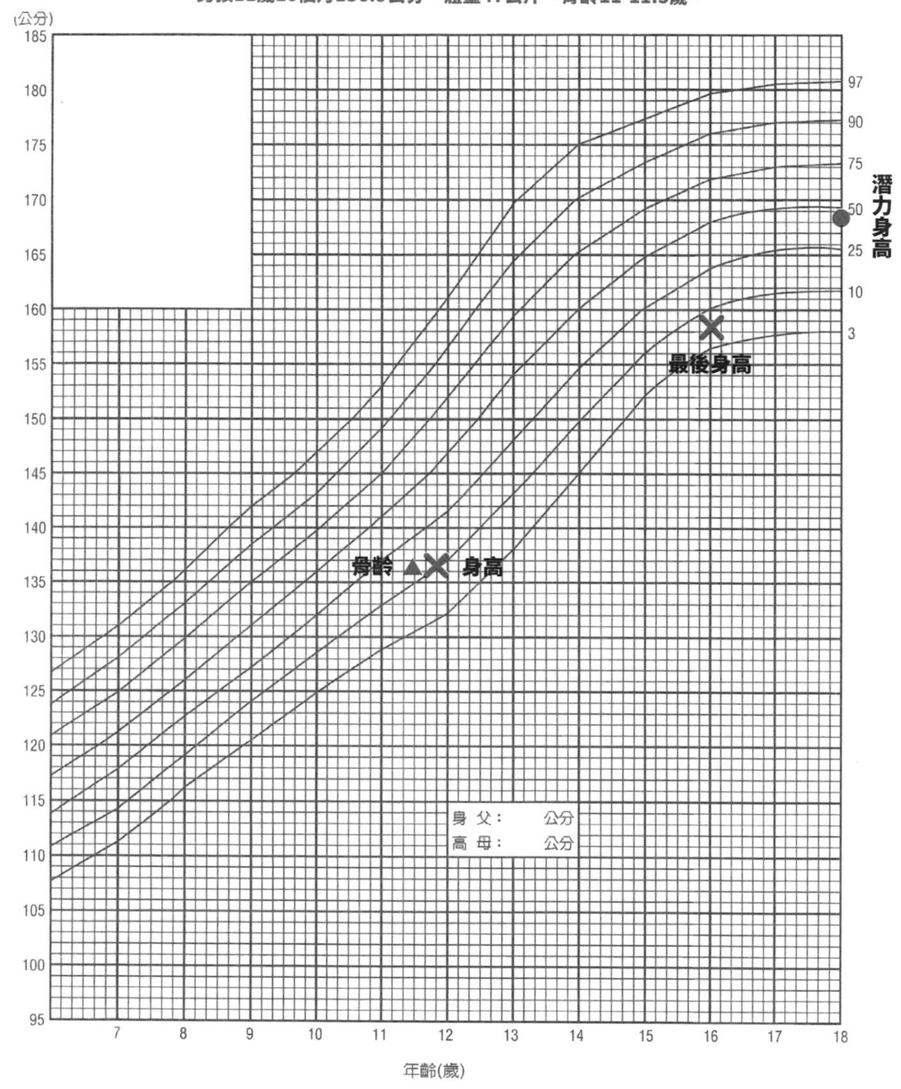

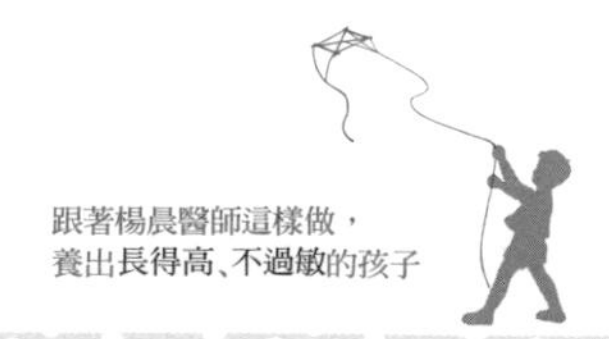

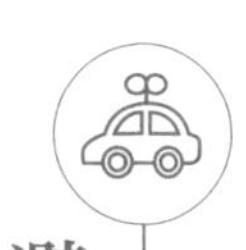

避免性早熟，從飲食下手

對於生長情況只是稍微落後的小朋友，家長們無須太擔心，還是可以從日常生活中來改善。首先我們應該先避免骨齡超前，這樣才能維持長高的空間及可能性，建議家長們可以先從飲食方面來下手，幫助孩子控制體重，減少讓脂肪上身的機會，降低體內女性荷爾蒙的儲存。

由於現在幾乎很多人都是雙薪家庭，媽媽們白天要上班，因此沒有辦法幫孩子準備餐點，而外食又充斥著油炸、香煎、快炒等油脂含量較高的食物，無形之中，增加了許多熱量的攝取。此外，為了讓食物好吃，餐廳也經常使用重口味的調味方式，例如義大利麵醬、勾芡等，這些其實都是看不見油脂的隱形卡路里。

其實只要慎選食物，就能減少熱量的攝取，例如點餐時盡量以白飯為主，避免選擇炒飯或炒麵，想喝湯時請以清湯為主，不要選擇芶芡過的羹湯或濃湯。菜餚的選擇上，則是以看得出原狀的食物為主，例如炒青菜、烤魚、雞肉、牛肉等，少碰加工食物。當然，外食族不可能完全避免高熱量食物，尤其炸排骨、炸雞排對小朋友而言，真的具有難以抵抗的吸引力。我的建議是孩子嘴饞的話，偶爾吃一些無所謂，只要在正餐之外盡量減少非必要的油脂攝取即可。例如已經吃了排骨便當，就不要再讓小朋友吃鹹酥雞、炸雞排、炸薯條等點心。

外食點餐原則：

1. **不吃羹類食物**
2. **不喝濃湯**
3. **少吃油炸或快炒食物**

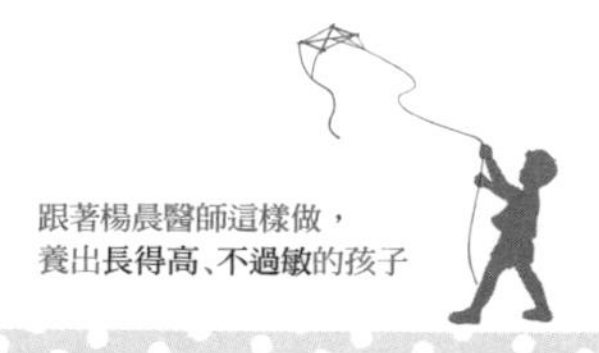

4. 少吃沾粉的菜
5. 避免加工食品

避免讓孩子喝含糖飲料

含糖量高的飲料，是讓小朋友體重快速上升的元兇之一。尤其是在餐與餐之間或運動過後接觸甜食，使胰島素上升，讓脂肪燃燒變少，脂肪的合成及吸收增加，一來一往之間就會變胖。一旦因肥胖而提早進入青春期，骨齡就會超前。

為了小孩的成長著想，家長們一定要幫助他們杜絕含糖飲料或甜食，千萬不要為了讓孩子開心，就睜一隻眼、閉一隻眼。

此外，有些家長也會擔心某些食物裡含有天然的女性荷爾蒙，例如豆類、山藥等，因此不敢給發育中的小朋友食用。我認為天然食物中的女性荷爾蒙含量不高，對於小朋友的生長發育影響不大，因為人體內有自然代謝的機制，所以我們只要避免一直吃同一類食物，而且長期大量使用，身體是可以代謝的，因此不需刻意禁止。

利用食物換算表設計食譜

雖然現代人多為外食一族，比較無法掌控攝取的熱量及營養素，但還是可以提供以下食物換算表，來控制每日的飲食。

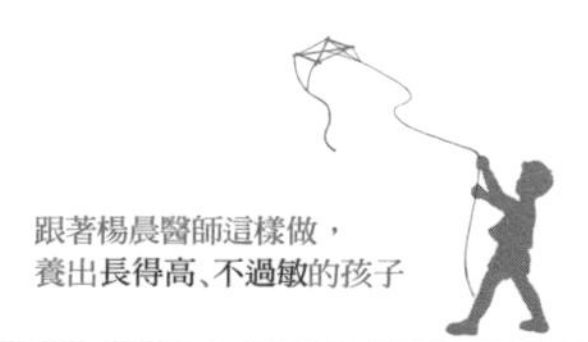

食物換算表

奶類：每份含蛋白質 8 公克，脂肪 8 公克，醣類 12 公克，熱量 150 大卡

	名 稱	分 量	計 量
全脂	全脂奶	1 杯	240 毫升
	全脂奶粉	4 湯匙	30 公克

五穀根莖類（**主食類**）：每份蛋白質 2 公克，醣類 15 公克，熱量 70 大卡

名稱	分量	可食部分重量（克）
飯	1/4 碗	50
粥（稠）	1/2 碗	125
麵條（熟）	1/2 碗	60
油麵	1/2 碗	45
饅頭	1/3 個（中）	30
吐司	1/2 ～ 1/3 片	25
玉米或玉米粒	1/3 根（1/2 杯）	65
小湯圓（無餡）	10 粒	30
麥片	3 湯匙	20
麥粉	4 湯匙	20
餐包	1 個（小）	25
漢堡麵包	1/2 個	25
蘇打餅乾	3 片	20
餃子皮	3 張	30
餛飩皮	3-7 張	30
春捲皮	1 1/2 張	30
燒餅（+1/2 茶匙油）	1/4 個	20
油條（+1/2 茶匙油）	1/3 根	15
菠蘿麵包（無餡）	1/3 個（小）	20
奶酥麵包	1/3 個（小）	20
水晶餃	3 個	20

肉、魚、蛋類：每份含蛋白質 7 公克，脂肪 3 公克以下，熱量 55 大卡

項目	食物名稱	可食用部分生重（公克）	可食用部分熟重（公克）
水產	蝦米、小魚乾	10	35
	草蝦	30（6 隻）	
	鹹小卷	35（2 隻）	
	牡蠣	65（8 個）	
	文蛤	60（6 個）	
	白海參	100（2/3 條）	
	魚板	75（1/2 條）	
家畜	豬大裡脊（瘦豬後腿肉）（瘦豬前腿肉）	35	30
	牛腱	35	
	* 牛肉乾（+5 公克醣類）	20	
	* 豬肉乾（+10 公克醣類）	25	
	* 火腿（+5 公克醣類）	45	
家禽	雞里脊、雞胸肉	30	
	雞腿	40	
蛋	雞蛋白	70	

肉、魚、蛋類：每份含蛋白質 7 公克，脂肪 5 公克，熱量 75 大卡

項目	食物名稱	可食用部分生重（公克）	可食用部分熟重（公克）
水產	虱目魚、烏魚、肉鯽、鮭魚	35	30
	* 魚肉鬆（+10 公克醣類） 鱈魚	25 50	
	* 虱目魚丸、花枝丸（+7 公克醣類）	50	
家畜	豬大排、豬小排、豬後腿肉、豬前腿肉、羊肉、豬腳	35	30
	* 豬肉鬆（+5 公克醣類）	20	

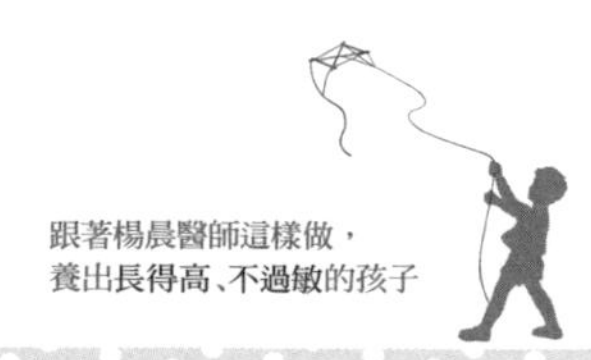

家禽	雞翅、雞排	40	
	雞爪	30	
	鴨賞	20	
蛋	雞蛋	55	

肉、魚、蛋類：每份含蛋白質 7 公克，脂肪 10 公克，熱量 120 大卡

項目	食物名稱	可食用部分生重（公克）	可食用部分熟重（公克）
水產	秋刀魚	35	
家畜	牛條肉	40	
	* 豬肉酥（+5 公克醣類）	20	
◎內臟	雞心	45	

肉、魚、蛋類：每份含蛋白質 7 公克，脂肪 10 公克以上，熱量 135 大卡以上

項目	食物名稱	可食用部分生重（公克）	可食用部分熟重（公克）
家畜	豬蹄膀	40	
	梅花肉、牛腩	45	
	豬大腸	100	
加工製品	香腸、蒜味香腸	40	
	熱狗	50	

豆類及其製品：每份含蛋白質 7 公克，脂肪 3 公克，熱量 55 大卡

食物名稱	可食用部分生重（公克）	可食用部分熟重（公克）
黃豆（+5 公克醣類） 毛豆（+5 公克醣類）	20 50	
豆皮	15	
豆腐皮（濕）	30	
豆腐乳	30	
臭豆腐	50	
豆漿	260 毫升	
麵腸	40	
麵丸	40	
烤麩	40	

豆類及其製品：每份含蛋白質 7 公克，脂肪 5 公克，熱量 75 大卡

食物名稱	可食用部分生重（公克）	可食用部分熟重（公克）
豆枝（＋ 5 公克油脂＋ 30 公克醣類）	60	
乾絲、百頁、百頁結	35	
油豆腐（+2.5 公克油脂）	55	
豆豉	35	
五香豆乾	35	
黃豆乾	70	
素雞	40	
素火腿	50	
傳統豆腐	80	
嫩豆腐	140（1/2 盒）	

水果類：每份含醣類 15 公克，熱量 60 大卡

	食物名稱	購買量（公克）	可食用量（公克）	分量
柑橘類	椪柑（3 個 / 斤）	190	150	1 個
	桶柑（海梨）（4 個 / 斤）	190	155	1 個
	柳丁（4 個 / 斤）	170	130	1 個
	香吉士	135	105	1 個
	葡萄柚	250	190	3/4 個
蘋果類	五爪蘋果	140	125	小 1 個
	青龍蘋果	130	115	小 1 個
	富士蘋果	145	130	小 1 個
瓜類	黃西瓜	320	195	1/3 個
	木瓜（個 / 斤）	190	120	1/3 個
	紅西瓜	365	250	1 片
	香瓜（美濃）	245	165	2/3 個
	太陽瓜	240	215	2/3 個
	哈密瓜	225	195	1/4 個
	新疆哈密瓜	290	245	2/5 個

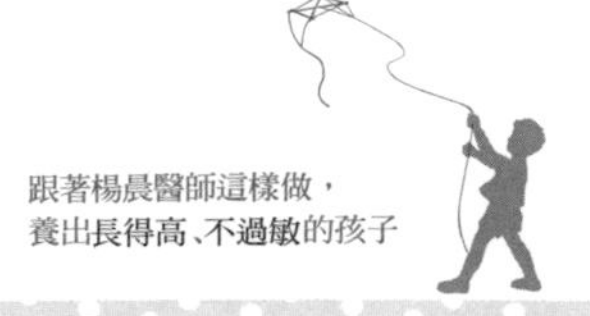

芒果類	金煌芒果	140	105	1 片
	愛文芒果	225	150	1 又 1/2 片
芭樂類	土芭樂		155	1 個
	泰國芭樂（1 個 1 斤）		160	1/3 個
	葫蘆芭樂		155	1 個
梨類	西洋梨	165	105	1 個
	水梨	200	150	3/4 個
	粗梨	140	120	小 1 個
	酪梨（含脂肪 4 公克）	55	40	1/6 個
桃類	水蜜桃（4 個 1 斤）	150	145	小 1 個
	桃子	250	220	1 個
	仙桃	75	50	1 個
李類	加州李（4 個 1 斤）	110	100	1 個
	李子（14 個 1 斤）	155	145	4 個
棗類	黑棗梅	30	25	3 個
	紅棗	30	25	10 個
	黑棗	30	25	9 個
	綠棗子（8 個 1 斤）	140	130	2 個
柿類	紅柿（6 個 / 斤）	75	70	3/4 個
	柿餅	35	33	3/4 個
其他	葡萄	130	105	13 個
	紅毛丹	150	80	
	楊桃（2 個 1 斤）	180	170	3/4 個
	百香果（6 個 1 斤）	190	95	2 個
	櫻桃	85	85	9-10 個
	聖女番茄	175	175	23 個
	草莓	170	160	小 16 個
	香蕉（3 根 1 斤）	95	70	大 1/2 根 小 1 根
	蓮霧（6 個 1 斤）	180	170	2 個
	奇異果（6 個 1 斤）	125	115	1 1/2 個
	鳳梨（4 斤 / 個）	205	130	1/10 片
	釋迦（3 個 1 斤）	105	60	1/2 個

蔬菜類：每份 100 公克（可食用部分）含蛋白質 1 公克，醣類 5 公克，熱量 25 大卡

黃豆芽、胡瓜、葫蘆瓜、蒲瓜（扁蒲）、木耳、茭白筍、綠豆芽、洋蔥 、甘藍、高麗菜、山東白菜、包心白菜、翠玉白菜、芥菜、萵苣、冬瓜、 玉米筍、小黃瓜、苦瓜、甜椒（青椒）、澎湖絲瓜、芥蘭菜嬰、胡蘿蔔、蘿蔔、雪裡紅、球莖甘藍、麻竹筍、綠竹筍、小白菜、韭黃、芥蘭 、油菜、紅鳳菜、皇宮菜、紫甘藍、空心菜、油菜花、青江菜、美國芹菜、龍鬚菜、花椰菜、韭菜花、金針菜、茄子、高麗菜芽、黃秋葵、番茄（大）、 香菇、牛蒡、竹筍、半天筍、苜蓿芽、鵝菜心、韭菜、地瓜葉、茼蒿、芹菜、紅莧菜、白鳳菜、荷蘭豆、菜心、鵝仔白菜、柳松菇、洋菇、猴頭菇、黑甜菜、金針菇、小芹菜、 莧菜、 川七、角菜、菠菜、草菇

油脂類：每份含脂肪 5 公克，熱量 45 大卡

食物名稱	購買重量（公克）	可食用分量（公克）	可食用分量
動物油或植物油	5	5	1 茶匙
* 培根	10	10	1 片（5x3.5x0.1 公分）
奶油乳酪（cream cheese）	12	12	2 茶匙
* 瓜子	20	7	50 粒（1 湯匙）
* 南瓜子、葵瓜子	12	8	1 湯匙
* 各式花生米	8	8	10 粒
花生粉	8	8	1 湯匙
* 黑（白）芝麻	8	8	2 茶匙
* 杏仁果	7	7	5 粒
* 腰果	8	8	5 粒
* 開心果	14	7	10 粒
* 核桃仁	7	7	2 粒
瑪琪琳、酥油	5	5	1 茶匙
蛋黃醬	5	5	1 茶匙
沙拉醬（法式、義式）	10	10	2 茶匙
* 花生醬	8	8	1 茶匙
鮮奶油	15	15	1 湯匙

* 熱量主要來自脂肪，但亦含有少許蛋白質（≧ 1gm）。
* 資料來源：臺北醫學大學附設醫院營養室。

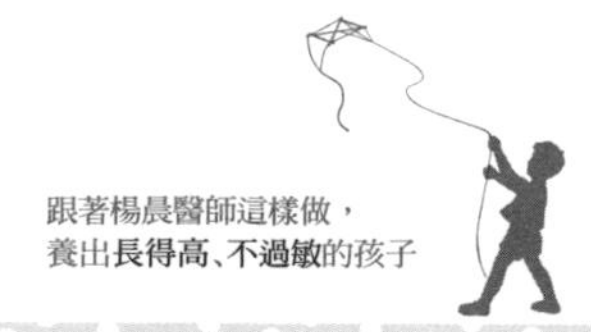

如以上附表，食物換算表是將營養成分類似的食材歸納在一起，只要利用這個食物換算表，就可以在同類食物中相互替換，讓飲食方式變得更彈性、靈活。例如一份主食為四分之一白飯，熱量為七十大卡，我們可以換成粥二分之一碗，或蘿蔔糕一塊，營養成分及熱量是相似的。

在前面的章節裡，我已經教大家試算了孩子一天所需的總熱量，接下來我們可以把熱量分配至三餐中。利用以下的飲食計畫表以及各類食物換算表中的數值，就可以幫孩子訂出更好的飲食計畫。或者家長也可以審視一下，孩子原本的飲食型態，有沒有需要修正的地方。

飲食計畫：____________________ 熱量：__________卡　蛋白質：__________公克　脂肪：__________公克 醣類　：__________公克　其他　：__________	
早餐	____脂奶類____份（____脂奶粉____湯匙、____脂鮮奶 ____毫升） 主食類____份，如：稀飯____碗（或饅頭____個、吐司____片、或____） 肉類____份（蛋____個、或肉（魚）鬆____湯匙） 豆製品____份，如 ：豆腐____塊 或（清豆漿____ 毫升） 蔬菜類____份 植物油____茶匙
早點	____脂奶類____份（____脂奶粉____湯匙、____脂鮮奶____毫升） 主食類____份，如：蘇打餅乾____片（或 ____） 肉類____份或豆製品____份 水果類____份
午餐	主食類____份，如：乾飯____碗（或稀飯____碗、麵條____碗、饅頭 ____個、麵包____片） 肉類____份 （雞、鴨、魚、蝦、豬、牛、羊肉等皆可） 豆製品____份，如 ：豆腐　塊 （或豆乾____塊、素雞____條） 水果類____份 蔬菜類____份 植物油____茶匙
午點	____脂奶類____份（____脂奶粉____湯匙、____脂鮮奶____毫升） 主食類____份，如：蘇打餅乾____片（或____） 肉類____份或豆製品____份 水果類____份
晚餐	主食類____份，如：乾飯____碗（或________） 肉類 ____份 （雞、鴨、魚、蝦、豬、牛、羊肉等皆可） 豆製品____份，如 ：豆腐____塊 （或豆乾____塊、素雞____條） 水果類____份 蔬菜類____份 植物油____茶匙
晚點	脂奶類____份（____脂奶粉____湯匙、____脂鮮奶____毫升） 主食類　份，如：蘇打餅乾____片（或 ____） 肉類____份或豆製品____份

資料來源：臺北醫學大學附設醫院營養室

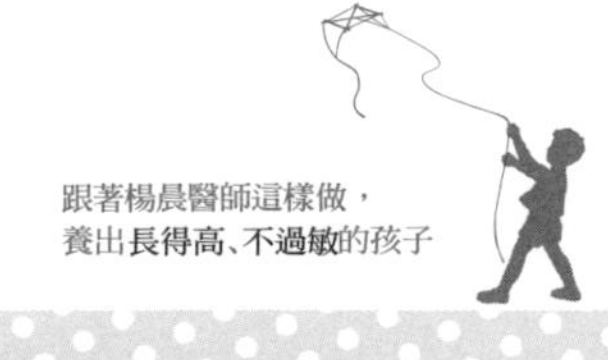

想要長高，爸媽和孩子一定要注意的事！

1. 晚上九點到十點以前睡覺。
2. 補充含鈣的食物：每天要喝五百毫升牛奶。
3. 多吃含鋅的食物。
4. 攝取含蛋白質的食物。
5. 餐與餐之間不要吃油炸食物和甜食。
6. 每天運動三十分鐘及跳繩五百下。

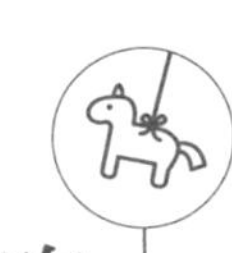

吃中藥可以轉骨嗎？

有些家長一旦發現自己的小孩開始出現第二性徵，例如變聲、乳房發育等狀況，就會聽從老一輩的建議，讓孩子吃中藥來轉骨或轉大人。其實轉骨或轉大人只是一個廣義的代名詞，其中醫治療的方法可能包羅萬象。

傳統中醫是老祖宗留下來的智慧，中藥也具有一定的療效。不過每當有家長問我可不可以讓孩子吃中藥轉骨，我都會提醒他們先別急著這麼做。

女性荷爾蒙會讓孩子變成熟，同時也會使生長板關閉，作用是一體兩面的。由於飲食及環境的影響，性早熟的小朋友非常多，這些

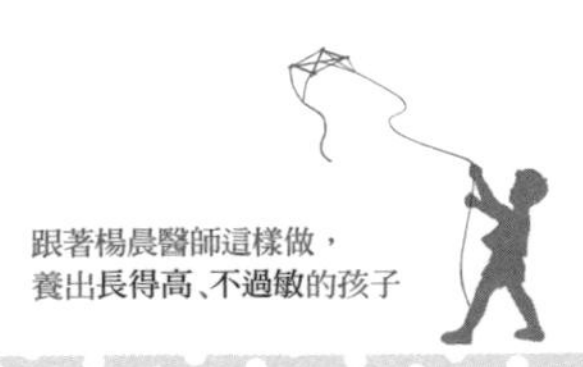

提早發育的孩子們骨齡比同齡的小朋友更超前，可以長高的時間已經比別人短了，如果用錯成分及時間點，生長板會提早關閉，身高也就補救不回來了。

因此，我建議家長們不妨先弄清楚孩子們真正需要治療的時間點後，才考慮是否需要使用中藥，這樣做才比較妥當。

肌肉生長速度追不上骨頭，產生生長痛

此外，孩子在成長過程中有時會出現膝蓋、關節等處莫名疼痛的情況，家長也會擔心是不是有潛藏的疾病或傷害。事實上，生長痛在醫學上的解釋是原因不明的，而且與快速成長期也不相關，但常常發生在三到十二歲的小孩身上，且常在晚上發生，甚至會讓孩子痛醒。生長痛常常是對稱性的，而且發生在大關節處，例如膝蓋或腳

踝，有時跟白天運動過度相關。生長痛的發生是因骨頭的生長較肌肉快，以致拉扯到肌肉及關節處的韌帶，這是一種良性的肢體疼痛，對身體健康不會造成影響。不過，生長痛通常在臨床上確實有與骨癌或血癌相混淆的情況，所以建議做進一步的鑑別診斷。

成長痛是孩子生長發育時自然的現象，並不需要特別以藥物來治療。當孩子感到疼痛不適時，父母可盡量轉移其注意力，例如陪伴看書或聽音樂，不要讓孩子將注意力的焦點放在身體疼痛這件事上，有助於減緩不適感。

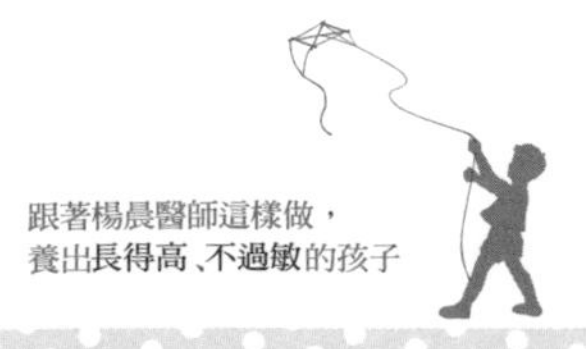

PART 4

過敏，是孩子的成長絆腳石

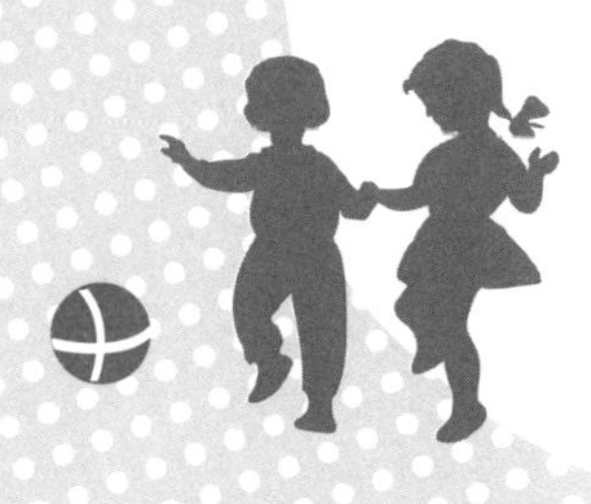

在臺灣，過敏的人口相當多，只要爸爸媽媽或直系親屬裡有過敏現象，孩子很有可能也會過敏。

一提到孩子過敏的問題及困擾，相信家長們都心有戚戚焉。過敏是遺傳體質加上環境或食物誘發的結果，因此無法根治，只能多用心防範，讓孩子的症狀不要過早出現或太嚴重。近年來過敏人口逐年攀升，根據臺北市衛生局的調查統計，一九八五年幼童患有過敏性鼻炎的比例為百分之七·八四，到了二〇〇七年增加至百分之五十，二十年間足足飆升了七倍。為什麼過敏人口會增加得這麼快？除了臺灣是潮濕的海島型氣候之外，飲食、情緒及壓力等都是原因之一。

有關過敏對身體的影響，很多書籍及報導皆已探討過，而在本書裡，我想告訴大家的是，過敏也會影響小朋友的成長發育，讓身高難以進展。此外，過敏不只影響小朋友長不高，還會讓他們長不壯。

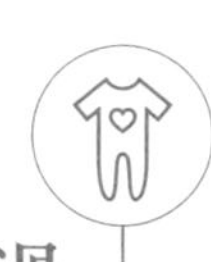

過敏造成孩子長不高、長不壯？

在前面的章節裡我一再強調，晚上九點到半夜三點的睡眠時間是生長激素分泌的高峰期，在這段時間裡，孩子必須睡得安穩才能長得高又壯。不過對有過敏體質的孩子而言，不管是異位性皮膚炎引起的皮膚癢、鼻子過敏造成的鼻塞，或因氣喘而喘咳不停，都會讓睡眠品質大打折扣，甚至徹夜難眠。孩子睡得不好，一定會影響到生長激素的分泌狀況，進而拖垮他們的身高。

另外，腸胃過敏通常是過敏兒最早出現的症狀，腸胃敏感的小朋友會因吸收功能不佳，無法接收到充足的營養，而使得成長發育比別人差。此外，有些爸爸媽媽也有個錯誤的迷思，認為小朋友如果是過敏型體質，為了怕過敏症狀被誘發出來，就不讓他們碰高過敏源的食物，例如牛奶及魚、蝦、蟹等海鮮食品，偏偏這些食物都是對成長有益的優質蛋白質來源。如果小朋友都不吃這些食材，蛋白質的來源就會少很多，當然會影響到成長；若再加上孩子原本就有挑食或吸收不良等問題，發育狀況怎麼可能會好呢？

爸爸媽媽們必須建立一個正確觀念，所謂「過敏」是指一個人的身體對於某種過敏源過度反應，而造成每個人過敏的東西都不盡相同；因此，對很多人來說會過敏的食物，對你家裡的小朋友來說，未必就會引起過敏反應。所以不需要聽到高過敏源食物就視為拒絕往來戶，避免讓孩子嘗試。

還有一個原因也會造成過敏的小朋友成長情況不好，那就是他們消耗的能量比吃進去的還多。如果孩子晚上睡不好，就會耗掉比別人更多的能量，尤其有過敏體質的小朋友，一旦氣喘或異位性皮膚炎發作時，可能因為身體不適導致胃口變差，吃得少卻消耗得多，當然會看起來面黃肌瘦。

必要時檢測過敏源

門診時，我常會碰到過敏兒的家長，為了怕孩子過敏發作，所以小心翼翼地選擇食物。

很多過敏兒的體型都比同齡的小孩瘦小，若小朋友因生長曲線落後太多而來求診，通常我都會先精算他們每日吃進肚子裡的營養有多少、能量夠不夠等。如果我發現小朋友發育情況不好是因過敏而造成的，就會建議家長提早帶孩子去檢測過敏源，這樣才能比較精準地找出讓小朋友過敏的食物，家長也不會因太過緊張而什麼都不敢給孩子吃。

知道過敏源還有一個好處，那就是有助於找到取代的食物，例如喝牛奶會過敏的小朋友，我會建議爸爸媽媽可以讓小朋友改喝豆奶，因為同樣都含有蛋白質，對孩子的成長發育也有幫助。

水解蛋白奶粉有可能引起過敏

有些過敏兒的父母會讓孩子喝水解蛋白奶粉，我想要提醒爸媽們，水解蛋白奶粉並非萬靈丹，還是有不少對奶類過敏的孩子，對水解蛋白奶粉也會過敏。所謂水解的意思，是把牛奶蛋白再切割成更小的分子，以降低過敏的機率。對大分子蛋白過敏的小朋友，或許可以減緩，但如果是單純對牛奶蛋白過敏的孩子，即使改喝水解蛋白，也還是有過敏的可能性。

如何做過敏源測試？

如果爸爸媽媽任一方有過敏體質，孩子過敏的可能性就很高，想知道造成自己過敏的原因是什麼，可以藉由過敏源測試來確認。由於幼兒的免疫系統還未發育完全，加上尚未暴露在大量過敏源環境中，因此過敏源檢測準確性會較差一些；一般而言，五歲以上準確性會較佳。

過敏源測試是在檢測「ＩgＥ（免疫球蛋白Ｅ）抗體」的濃度。免疫球蛋白分成五種（Ａ、Ｄ、Ｅ、Ｇ、Ｍ），ＩgＥ是其中一種。如果人體接觸到過敏源，此時免疫系統就會釋出特異性ＩgＥ，並且誘發肥大細胞大量釋放出組織胺等發炎物質，造成身體的過敏反應。

過敏檢測是經由抽血，在血液裡加入過敏源試劑以測試ＩgＥ

濃度，就可以知道測試者對某種食物會不會過敏，以及屬於輕、中、重度的哪一種過敏。

過敏的孩子，至少半年畫一次曲線圖

臺灣環境較為潮濕，很多小朋友有過敏的問題。但是通常影響成長的不是藥物，反而是慢性病所引發的多重效應，例如睡不好會造成生長激素分泌不足；不吃含優質蛋白質的食物，無法提供成長所需的原料等。一個長不高的小朋友，通常是因天時地利人和多重因素影響下造成的。過敏的小朋友，無法營造讓成長激素分泌的好環境，因此較不容易長高。若過敏兒出現發育不佳的情況，更應該至少每半年記錄一次成長曲線圖。當發現成長落後同齡小孩很多時，應及早找出補救的措施。

在臺灣，很多過敏的小朋友會合併感染，例如鼻子過敏又合併鼻竇炎；若長期使用抗生素，會讓成長的情況雪上加霜。因抗生素會破壞腸道裡的好菌，讓消化吸收更不好，同時也會影響胃口。若要使用抗生素一定要更為謹慎，必要時可以找小兒過敏專科來確診，才知怎麼服用最恰當。

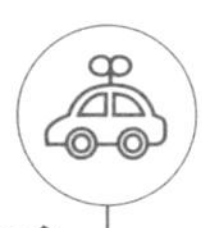

類固醇會影響發育嗎？

除了讓孩子避免接觸環境或飲食中的過敏源之外，若過敏的症狀影響到生活，用藥也是避免過敏反覆發作的方式之一。過敏兒的用藥原則可分為急性期及緩解期，急性期用藥的目的是讓症狀盡快紓緩，讓孩子身體及生活皆恢復正常狀態。而緩解期則是當症狀減輕時，醫師會開立保養的藥物，主要作用是控制過敏狀況，避免症狀再次爆發。

不管是急性期或緩解期的用藥，一定要配合醫囑，家長切勿自行停藥或用藥，才能讓藥物發揮最大的效用。提醒爸媽們，不管用什麼藥，一定要注意時間點，不能逆向操作，該吃藥時不讓孩子服用。

例如季節交替時過敏的情況最嚴重，但父母親們若發現孩子長不好，誤以為是類固醇造成的影響，可能不讓孩子用藥。其實這是本末倒置的做法，不吃藥反而會讓過敏更嚴重，對身高造成的影響更大。

過敏常會用到的藥物包括類固醇及抗組織胺，很多家長一聽到要給孩子服用或使用類固醇會馬上心生抗拒，甚至詢問醫師是否可以不要使用。其實只要不濫用，類固醇是很安全的藥物。

類固醇又稱為美國仙丹，具有強效的抗發炎、消炎及止痛等作用。臨床上類固醇常用於各種疾病的治療，過敏症狀當然也不例外，例如氣喘、異位性皮膚炎等，使用類固醇都能得到緩解。但也不是完全沒有壞處，例如我們常聽說的月亮臉、水牛肩、水腫、變胖等，都是可能產生的副作用，所以在使用上一定要遵從醫囑。

在治療過敏的藥物裡，類固醇又分為鼻噴劑、氣喘吸入型噴劑、口服、皮膚藥膏等劑型，其中以口服劑型的劑量最高，通常用於急性發作期；而噴或吸的方式則用於緩解的保養。很多家長擔心過敏的孩子如果長期、大量地使用類固醇，可能會產生抑制生長激素分泌的可能性。其實只要按照醫囑來使用類固醇，大部分都不會有影響發育的疑慮。例如冬天是過敏發作的高峰期，當孩子氣喘急性發作時，因症狀較為嚴重，可能需要以口服高劑量類固醇的方式來抑制病情，而在平時紓緩期只需使用噴劑即可。噴或吸的藥物，有分為a、b、c三級，三種藥物的微粒不一樣，有些專一性較高，只會經由肺部吸收，有些專一性沒那麼大，可能會跑到腸胃，造成胃痛或不舒服。

由於氣喘不可能一年四季天天都發作，因此服用的總劑量不會超出正常範圍，生長發育也就不至於造成影響。

過敏兒的用藥需在醫師的監督下使用，尤其是氣喘、過敏性鼻炎、異位性皮膚炎皆有的孩子，可能需要噴劑、口服、皮膚用類固醇等多管齊下來治療，在用藥上就需要更小心一些。如果長年累月過度使用類固醇，身體對生長激素的作用會變得比較不敏感，此時才可能影響到發育。

假如小朋友真的因過敏而睡不好，生長激素也有分泌不足的現象，一年內就可能長不到四公分。如果孩子因過敏而用藥頻繁，此時家長就需多加留意，注意看看半年內的成長曲線是否有下滑的趨勢？如果生長曲線隨著年紀不斷往下掉，甚至掉到三個百分位以下，表示出了問題，此時就需要調整治療方法及用藥方式，帶孩子去醫院找專科醫師做進一步評估。不要以為過敏就理所當然會長不好，這就跟父母親個子矮，就認定孩子一定長不高的觀念是一樣的，父母親們應該拋棄這些既定的認知，幫小朋友爭取到最好的成長空間。

抗組織胺，長效短效搭配吃

當身體發生過敏反應時，免疫細胞會釋放出組織胺，因此在症狀出現時，使用抗組織胺藥物能抑制過敏反應，身體不適的情況也會較快獲得緩解。

抗組織胺又分為第一代短效型及第二代長效型兩大類，短效型效果約可持續六到八小時，因此一天需服用三、四次，且容易有嗜睡、注意力不集中、口乾等副作用。長效型效果可持續一整天，因此一天只需服用一次，而且不會產生嗜睡的問題。

當過敏嚴重發作時，需要迅速有效將症狀壓制下來，此時短效型的抗組織胺就能發揮作用。長效型的抗組織胺屬於新一代的產品，適合症狀較輕微時服用或用來預防過敏發作。通常醫師會視患者的過敏嚴重程度，選擇短效型及長效型互相搭配使用。此外，抗組織胺容易有抗藥性，如果服用一段時間後感覺沒有藥效，就應該告訴醫師，並且詢問是否能換藥。

過敏不一定要吃藥

過敏是身體的正常反應機制，如果不是太嚴重或影響到日常生活，其實是可以不用刻意治療。當孩子過敏時，可能會經常咳嗽或打噴嚏，如果是兩、三歲，還是懵懵懂懂的年紀，這種情況並不會影響到心情，只要不影響他們的生活作息，我認為不必吃藥控制也沒關係。但等到孩子年紀漸長，不斷地流鼻涕或打噴嚏，會使得他們的心情變得很煩躁，久而久之，也會影響到人際關係。尤其上課時若經常發出聲響，老師也可能產生誤解，以為孩子不專心。

此外，過敏的孩子因為睡眠品質不良，心情當然也不會好，種種原因都會讓孩子情緒不佳。長期處在壞情緒或壓力之下的孩子，成長發育情況或多或少都會受到影響。在這種情況之下，適當的藥物治療不但是必要的，而且也是對孩子的成長有助益的。

過敏兒要多做耐力型運動

運動是促進發育、增高的良方，但很多家長或老師擔心劇烈運動可能會引發氣喘，因此限制孩子運動。其實，適量的運動對有過敏體質的小朋友來說反而是好的。由於運動能增加肺活量，對於改善氣喘有正向的幫助，建議有過敏體質的孩子可以選擇快步走、騎腳踏車等耐力型運動，對成長及健康都很有幫助。

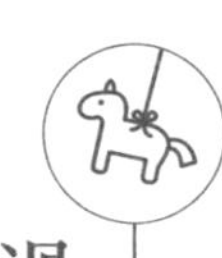

過敏的迷思

過敏可能跟妥瑞氏症搞混

過敏的孩子，可能因為鼻子或眼睛發癢，因此經常會擠眉弄眼，或是鼻子、嘴角不自覺抽動，此外也可能經常發出清喉嚨的乾咳聲等怪異的行為，很可能被誤解為妥瑞氏症（Tourette Syndrome）的患者。

臨床上，妥瑞氏症的診斷必須符合下列四個條件：

1. **有多發性的不自主動作。**
2. **發生一種或多種的不自主聲音。**

3. **發生的年齡小於十八歲。**

4. **症狀斷斷續續發生，持續超過一年以上。**

以上四個要件，乍看之下跟過敏的症狀有些類似，不仔細分辨的話，很容易搞混。

妥瑞氏症是一種遺傳性疾病，病因是大腦某些神經傳導物質及接受器出現異常，使得腦部迴路發生問題，導致患者出現重複性的動作和聲音。當孩子出現清咳、眨眼或類似扮鬼臉等行為，而且時間持續很久，家長就應特別留意。

妥瑞氏症跟過敏最大的不同點在於，過敏兒會咳嗽，也會伴隨明顯鼻水或痰，但妥瑞兒大都是清咳或抽吸鼻子，沒有任何的痰或鼻分泌物。只要多加留意，就能分辨兩者的不同。

是過敏還是過動？

當孩子老是因為過敏不適症狀動來動去或無法專心學習，很可能會被學校老師誤會為「過動兒」。此外，過敏的小朋友也可能因氣喘、鼻塞或皮膚搔癢造成晚上較難入睡，或睡眠老是因身體不適而中斷。如果夜間睡眠品質不佳，白天可能出現沒精神、打瞌睡或注意力不集中等狀況，因此也易被誤解成注意力不足過動症（ＡＤＨＤ）。

過去曾有研究報告指出，過敏兒有過動症的比率是非過敏兒的二・八倍，因此醫界也開始注意過敏兒與過動症之間的關聯性，不過這並不表示過敏與過動之間有因果關係。

判斷孩子是不是有過動症，有一個很簡單的初步評估標準，就是在家裡觀察，他們「能不能專注於一件事情達二十分鐘以上」。假如小孩平時看電視、看卡通或玩遊戲、看書都能持續進行二十分鐘以上，就比較不用擔心過動的問題。反之，如果連自己最喜歡的活動，都無法專心進行二十分鐘，只要旁邊一有聲響或任何風吹草動就馬上被吸引走，此時最好帶孩子至專業醫療機構評估看看。

過敏不會影響臉部肌肉發展

一般而言，過敏有年齡層的差別，通常零到一歲是腸胃道過敏，常見的症狀是腹脹、腹瀉、皮膚搔癢、起疹子。而異位性皮膚炎雖然常會在二到六個月之間開始發生，但通常會因孩子慢慢成長，接觸到的過敏源愈來愈多而逐漸變嚴重。氣喘的高峰期通常發生在二到五歲，通常以冬季或換季時症狀最常發生，過敏性鼻炎的高峰期是在青少年時期，常會有連續打噴嚏、流鼻水、鼻塞、鼻子癢等症狀。不過有些過敏情況較嚴重的小孩，可能在一歲之前就被誘發鼻子過敏的症狀。

一歲之前的小小孩，五官都還未定型，很多家長看到寶寶因鼻塞而一直張嘴呼吸或用力打噴嚏，擔心會影響臉部肌肉發育，害怕以後五官會變形。其實這是多餘的擔心，用嘴呼吸或用力打噴嚏並不會影響臉部五官發育，不過若長期因鼻過敏而張嘴呼吸，可能對於齒列咬合會造成一些影響，但嚴重程度其實比讓寶寶吃奶嘴還要輕微。此外，長期張嘴呼吸也會讓寶寶的扁桃腺較為腫大、肥厚，功能會變差一些，嘴唇也會容易乾燥、破皮。

我在小兒醫學遺傳／新陳代謝／內分泌科裡看了十多年的兒童門診，從他們身上，學到了許許多多的知識，也體認到如何讓孩子健康成長、幫助家長們解決困惑是我的天職。每每在診間看到充滿焦慮及疑惑的家長們，我的心中都會升起一股力量，想要去幫助他們。然而所有的專業知識應用在孩童身上，並非三言兩語所能解決的。儘管我不厭其煩地教育每位家長、小病人，始終覺得這些兒童成長發育的正確觀念更需要落實在我們的社會裡，讓每個家庭、每一位家長都能了解其中的原理及其重要性。

此外我常常應邀在各種場合演講，面對學校老師、校園護士、家長會的媽媽們、醫護人員、醫師，在聆聽和回答問題的過程當中，更加意識到必須要用更生活化的方式寫一本有關成長發育的書，幫助大家了解兒童成長過程中所該注意的問題、灌輸他們正確的觀念，以及如何去切實執行。希望藉由本書的出版，讓每一位孩子都能健健康康、快快樂樂地成長，並且充分發揮自己的潛能。

國家圖書館出版品預行編目資料

跟著楊晨醫師這樣做,養出長得高、不過敏的孩子 / 楊晨著. -- 初版. -- 臺北市：平安文化, 2016.09
面； 公分. -- (平安叢書；第533種)(真健康；47)
ISBN 978-986-93313-8-8(平裝)

1.小兒科 2.兒童發育生理

417.5 105015985

平安叢書第533種
真健康 47

跟著楊晨醫師這樣做，養出長得高、不過敏的孩子

作　　者—楊晨
發 行 人—平雲
出版發行—平安文化有限公司
台北市敦化北路120巷50號
電話◎02-27168888
郵撥帳號◎18420815號
皇冠出版社(香港)有限公司
香港上環文咸東街50號寶恒商業中心
23樓2301-3室
電話◎2529-1778　傳真◎2527-0904
總 編 輯—龔橞甄
責任編輯—陳怡蓁
美術設計—王瓊瑤
著作完成日期—2016年05月
初版一刷日期—2016年09月
初版二刷日期—2019年09月
法律顧問—王惠光律師

讀者服務傳真專線◎02-27150507
電腦編號◎524047
ISBN◎978-986-93313-8-8
Printed in Taiwan
本書定價◎新台幣280元/港幣93元